소설 관상성형

의학박사·성형외과전문의 이 정 윤

소설 관상성형

초판인쇄	2024년 12월 10일
초판발행	2024년 12월 20일
지은이	의학박사·성형외과전문의 이 정 윤
편집인	김 영 찬
출판·인쇄처	도서출판 부산문학
기획·발행처	도서출판 한국인
등록번호	제2019-000001호
주소	부산광역시 동구 중앙대로 308번길 7-3 / 주식회사 한국인
전화	(051)929-7131, 441-3515
팩스	(051)917-7131, 441-2493
홈페이지	http://www.busanmunhak.com
이메일	sahachan@naver.com
가격	18,000원 (E-Book : 8,000원)
ISBN	979-11-92829-61-6 (03510)

ⓒ 이정윤 2024, Printed in Korea.
이 책은 저작권법에 따라 보호 받는 저작물이므로 무단전재와 무단복제를 금지하며,
이 책 내용의 전부 또는 일부를 이용하려면 반드시 저작권자인 저자와
도서출판 한국인의 서면 동의를 받아야 합니다.
파본이나 잘못된 책은 구입처에서 교환해 드립니다.

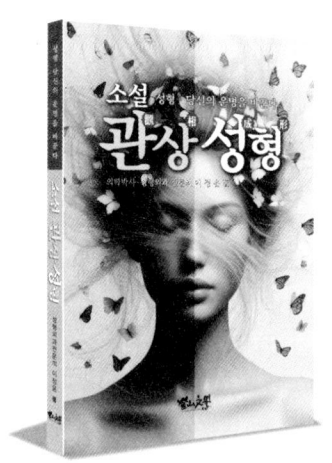

기획·발행처　도서출판 한국인

출판·인쇄처　도서출판 釜山文學

목 차

- 이마 흉터는 부정적 인상을 준다　　　　　　　　　　　014
  관운이 막혀 직업적 어려움을 겪을 수 있다
- 눈꺼풀이 넓으면 좋은 집에 산다　　　　　　　　　　016
  상안검 주름 성형술
- 외모 변화로 재물 운을 바꾼다　　　　　　　　　　　023
  전택궁은 눈썹 아래부터 눈의 상안검 윗눈꺼풀 부위이다
- 눈매를 밝게 바꾸며 재물 운을 되찾다　　　　　　　026
  전택궁이 건강하고 풍성하면 재산 운이 좋다
- 상·하안검 성형수술 동시에 하면 많은 잇점이 있다　028
  상안검은 전택궁에 해당, 가정의 안정과 운세를 나타낸다
- 눈매 변화 통해 과거의 상처를 치유　　　　　　　　030
  전택궁은 집안과 재산의 흐름을 상징한다
- 밝고 큰 눈은 적극적이고 리더십 있게 보인다　　　032
  쌍꺼풀 수술
- 눈밑 주름은 자식운을 나타낸다　　　　　　　　　　043
  하안검 주름 성형술
- 하안검 수술로 자녀와의 관계 활력을 더한다　　　047
  관상학적으로 자식과 관련된 운세를 보여주는 부위
- 자녀궁 개선으로 가족의 화합을 이끈다　　　　　　050
  관상학적으로 자녀와의 관계와 연관된 부분이다
- 상안검, 하안검 성형으로 되찾은 자신감　　　　　　052
  전택궁은 집안의 운과 안정성을 의미한다
- 되찾은 밝은 눈빛과 새로운 삶의 활력　　　　　　　054
  상안검이 처지면 재산과 운의 흐름이 막힌다
- 갑자기 눈에 핏발이 서면 사고에 조심하라　　　　　056
  토안
- 반쯤 뜬 듯한 눈은 가난하거나 단명하기 쉽다　　　060
  안검하수

- **부부 애정에 이상이 생기면 눈가에 주름이 잘 생긴다**   065
  눈가 주름
- **눈가 주름 시술로 되찾은 자신감과 활기**   068
  부부궁은 결혼 생활과 대인관계를 상징한다
- **눈가 주름 시술로 자존감 회복**   071
  부부궁은 부부의 인연과 결혼 생활의 중요 좌표
- **눈가 점 제거로 부부궁 회복과 행복한 삶을 되찾다**   073
  눈가 부위는 부부인연, 대인관계, 인간관계 상징
- **양눈 사이가 넓은 여자는 남자를 일찍 알게 될 상이다**   078
  내측 안각 성형술(일명 앞트임)
- **눈끝이 처져 있으면 부부가 생이별할 상이다**   083
  외측 안각 성형술
- **형제간의 우애가 좋으면 눈썹도 좋다**   088
  눈썹
- **코가 잘 생기면 하는 일마다 척척**   093
  융비술
- **코가 휘어지면 하는 일마다 막힌다**   098
  휘어진 코 교정술
- **코 성형으로 재정 운을 변화시킨 이야기**   103
  코는 재백궁이며, 재물과 재정 운 나타내는 중요부위
- **매부리코인 사람은 욕심이 많다**   105
  매부리코
- **코끝이 좋으면 부자가 되기 쉽다**   110
  코 연골 수술
- **코 주사를 잘못 맞으면 평생 후회**   115
  코를 높이려고 주사를 맞았던 코
- **콧속 보형물이 움직이면 큰 일**   120
  코 높이는 수술을 했는데 보형물이 움직이는 경우, 흘러내리는 경우

목 차

- 입술이 얇은 자는 거짓말을 잘 하고 잔인하다 … 124
  입술 증대술
- 입술이 두터우면 욕심이 많다 … 129
  입술 축소술
- 귀가 뾰족하면 가난하고 일부 종사하기 어렵다 … 132
  귀수술
- 이마의 주름이 갈매기 모양이면 고독할 상이다 … 137
  이마 주름
- 하안면이 처지면 심술보가 생긴다 … 142
  하안면 주름 성형술
- 하안면 거상술로 말년의 평안을 찾다 … 147
  노복궁은 자식과 후손과의 관계를 보여주는 부위
- 하안면 거상술로 처진 피부 회복 … 150
  노복궁은 노년의 노역과 신체적 소모 상징하는 부위
- 입 주위 관상은 주위 사람과의 신뢰 를 뜻함 … 152
  노복궁은 노년의 노역과 신체적 소모 상징하는 부위
- 머리카락이 드물면 가난하다 … 154
  머리 두피. 머리카락
- 광대뼈가 불거지면 과부 팔자 … 159
  광대뼈 수술
- 사각턱인 여성에게 독신이 많다 … 164
  사각턱 수술
- 턱이 비대칭이면 성격이 모나고 남을 잘 배신한다 … 169
  한쪽만 튀어나온 턱
- 배꼽이 크면 부자 될 상이다 … 174
  배꼽
- 광대뼈가 부러진 것도 성형외과에서 고쳐줍니까? … 177
  안면골 골절

- 코뼈는 수술이 잘 되어도 비뚤어질 확률이 높다　　182
  비골 골절
- 귓불에 있는 까만 점은 재복을 나타낸다　　185
  점
- 눈 주위의 반점은 손재 걱정　　190
  오타시 모반
- 쌍꺼풀 수술로 피부 이식을 한다　　202
  피부 이식
- 수술 후 상처가 잘 낫지 않으면 성형외과로…　　205
  수술 후의 잘 낫지 않는 상처
- 지방세포를 채취해 푹 패인 부위를 메운다　　208
  지방 주사
- 점돌이란 별명은 이제 끝　　212
  조금씩 줄이는 수술
- 흉터를 완전히 제거하기는 어렵다　　217
  흉터 성형술
- 혹 떼어간 도깨비　　226
  초음파 진단기
- 이젠 노래도 잘해요　　229
  혀 단소증
- 아이들 상처엔 이런 방법으로…　　234
  찢어진 상처
- 조직 확장술은 넓은 흉터를 없애는 데 효과적　　238
  조직 확장 클리닉
- 레이저 치료는 만병통치의 요술봉이 아니다　　242
  레이저 클리닉

글을 시작하며

성형술과 관상학의 함수관계

「성형, 당신의 운명을 바꾼다」라는 제목의 첫 번째 책을 집필한 지 벌써 30년이 지났다. 그때의 나와 지금의 내가 얼마나 변했을까? 곰곰이 생각해 본다.

"성형외과 의사가 무슨 관상을 해? 거 참 엉뚱하네."

"도대체 관상학하고 성형수술이 어떻게 연결된다는 말이야?"

흔히들 최첨단 과학기술을 이용하는 성형외과 전문의인 내가 관상학에 관한 이야기를 꺼낼라치면 무슨 씨도 안 먹히는 소리를 하느냐는 식의 반응을 보이곤 한다.

마치 최신 유행하는 양복에다 케케묵은 갓을 받쳐쓰고 짚신을 신은 것처럼 느껴지는 모양이다.

사실 언뜻 생각하면 그런 느낌이 전혀 들지 않는 것은 아니다.

하지만 이러한 선입견들은 관상학을 단순한 미신으로 치부해 버리려는 얄팍한 지식에서 비롯된다고 하지 않을 수 없다.

관상학이 추구하는 궁극적인 목적이 무엇이며, 그것이 어떻게 해서 이루어졌는 지를 자세히 관찰해 들어가면 우리의 지식이 얼마나 가볍고 얕은 수준에 머물러 있는 지를 알게 된다.

관상학은 우리 조상들이 삶의 경험을 통해 이룩해 놓은 통계학의 한 부분이다. 즉, 사람들 사이에서 부대끼며 살 수밖에 없는 아주 구체적이고 현실적인 삶 속에서 터득해 온 지혜들을 하나 하나 모아놓은 것이다.

그 지혜를 가지고 사람들과 조화롭게 살 수 있는 터전을 마련해 나갔다. 그런 까닭에 우리들 역시 사람을 떠나서는 살 수 없는 이상, 조상들의 지혜에 귀를 기울이고 관심을 가져볼 필요가 있지 않을까. 더욱이 관상학觀相學은 풍수지리상風水地理上을 생활의 한 부분으로 생각했던 조상들의 통찰력에서 출발하고 있다. 우리 조상들은 인간이라는 존재를 바람과 흙이 조화를 이루고 있는 완성체라고 보았다. 따라서 그 인간의 상징체인 이耳 목目 구口 비鼻 속에 그들의 생生 로老 병病 사死와 길吉 흉凶 화禍 복福의 깊은 의미가 숨겨져 있다고 믿었다. 눈은 빛을 먹고 살며 코는 냄새를, 입은 맛을, 귀는 소리를……. 영혼은 그 속에서 비밀스런 미소를 지으며 '운명運命'을 먹고 산다.

그 각자의 역할들 속에서 삶의 오묘한 비밀이 생겨나는 것이다.

음양陰陽의 조화로 형성된 이목구비耳目口鼻의 균형과 균등한 배분의 위치에서 인간의 생로병사生老病死와 길흉화복吉凶禍福이 예정되고, 또한 예언될 수 있다는 의미이다. 그러나 이것이 꼭 피동적被動的인 운명론을 말하는 것은 아니다.
그보다는 관상을 통해 앞으로 닥칠 운명을 판단하고, 그것을 바탕으로 불길不吉한 일은 피해가고, 길吉한 일은 더욱 추진하여 행복한 삶을 찾아 나갈 수 있지 않을까?
바로 여기서 성형술이 적극적으로 끼어들 여지가 충분히 마련된다고 본다. 훼손되거나 조화스럽지 못한 신체 일부를 고쳐서 보기 좋고 균형 잡힌 아름다움을 창조하고 그럼으로써 단순한 미美의 추구뿐만 아니라 삶의 형태까지 바꿀 수 있다면, 그보다 더 좋은 일은 없을 것이다.
사실 그동안의 수많은 경험들 속에서 나는 그러한 모습을 많이 보아왔다.
자신의 외모에 대해 항상 열등감을 느끼며 생활해왔던 환자들이 성형수술을 통해 새로운 모습과 새로운 인생관으로 바뀌어가는 모습들이었다. 물론 성형술이 손오공의 여의봉처럼 모든 문제를 다 해결해 줄 수는 없다.
그러나 삶을 좀 더 풍요롭고 행복하게 살아가는데 필요한 부분으로 받아들이고 긍정적으로 이용한다면, 좋은 결과를 얻지 않을까 싶다.

끝으로, 지금까지 나를 돌봐주시고 격려를 아끼지 않으셨던 여러분들께 감사의 인사를 전하고 싶다. 많은 조언으로 내게 도움을 주셨던 컴퓨터 전문가이신 최장호 선생님, 김영찬 시인 겸 소설가님, 역술가 법운法雲선생님 등 여러분들이 없었으면 아마도 이 책이 태어나지 못했을 것이다.
또한 말 없이 나를 지켜봐주고 재미있게 살아갈 수 있도록 해 주신 지금은 돌아가신 어머님, 아내, 본의 아니게 수련을 쉬고 있는 큰 아이, 열심히 학문을 쌓고 있는 작은 아이에게도 감사의 말을 전하고 싶다. 그리고 이경희 부원장님, 김내형, 김미경, 정수이 간호사께도 고맙다는 말을 전하고 싶다.

2024년 12월, 진료실에서

이 정 윤

소설 의학박사·성형외과전문의 이 정 윤 著
관상성형

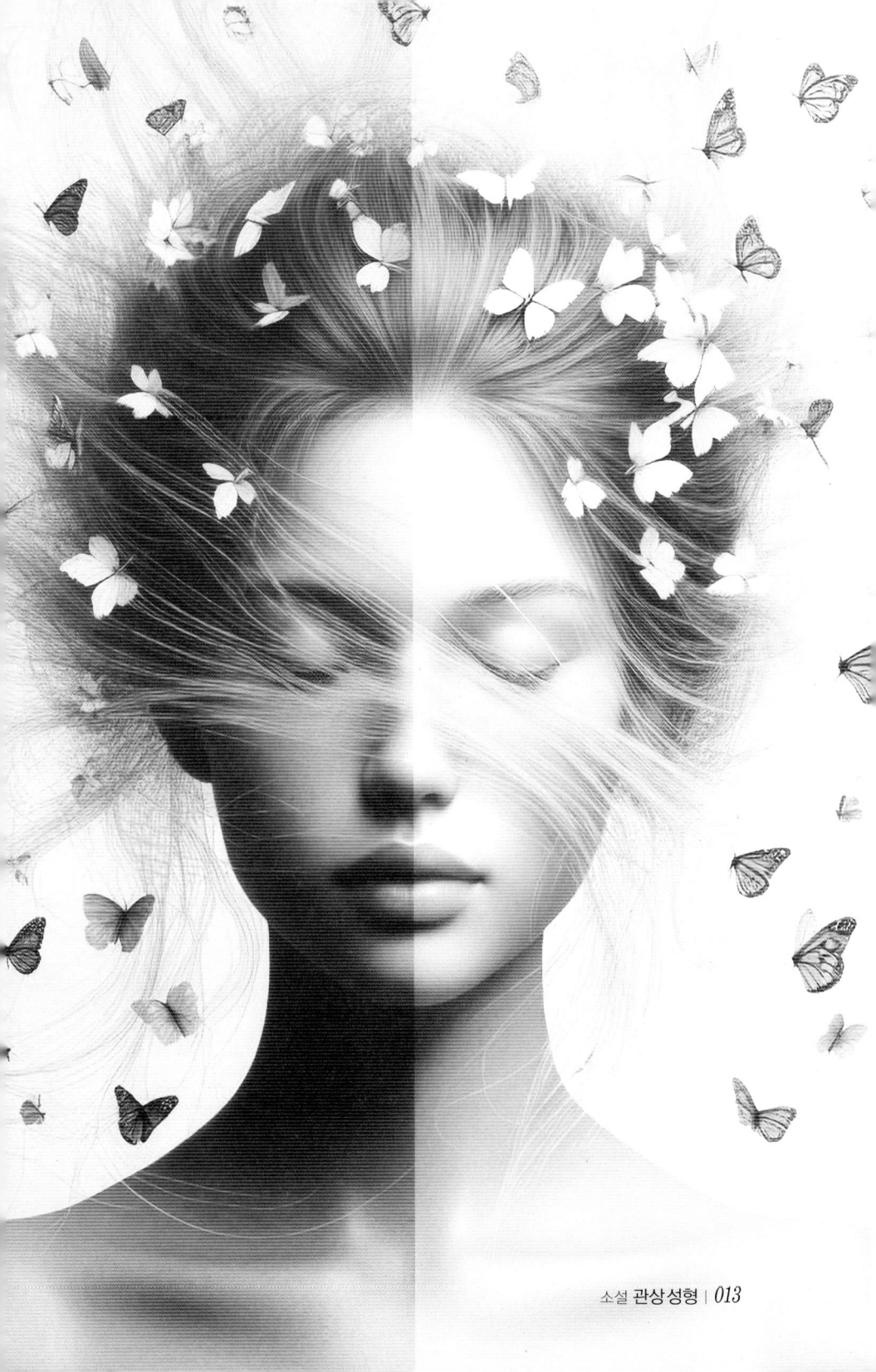

소설 관상성형 | *013*

이마 흉터는 부정적 인상을 준다
관운이 막혀 직업적 어려움을 겪을 수 있다

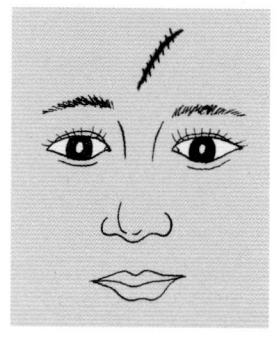

- 관록궁은 사람의 직업적 성취와 사회적 명예를 나타내며, 이 부위가 두드러지거나 균형 잡혀 있을수록 높은 사회적 지위와 인정받을 가능성이 크다.
- 관록궁이 발달한 사람은 주로 리더쉽을 발휘하며 직장에서의 경력이나 사회적 위치에서 뛰어난 성과를 거두는 경우가 많다.

관상학에서의 이마는 관록궁官祿宮이라 불리며, 직업적 성공과 사회적 지위를 상징하는 부위이다.

이마가 넓고 매끄러우면 관록이 좋고, 직장 생활이나 사회적 성공에서 유리한 위치에 서게 된다고 해석한다. 반면, 이마에 상처나 흉터가 있으면 관운이 막혀 직업적 어려움을 겪을 수 있다고 본다.

S씨는 32세의 남성으로, 이마 한가운데 수직으로 깊게 패인 흉

터가 있다. 그는 어릴 적 사고로 이마에 이 흉터가 생겼으며, 이로 인해 사회적 관계에서 자주 곤란함을 느껴왔다. 특히 직장에서 중요한 발표나 사람들과의 만남이 있을 경우, 그 흉터가 남들에게 부정적인 인상을 줄 것이라는 생각이 들어 자주 위축되곤 했다. 실제로 동료들 사이에서도 그의 흉터가 그를 다소 거친 사람으로 보이게 한다는 이야기를 들은 적이 있었다.

S씨는 직장에서 승진 기회를 놓친 후, 흉터가 자신의 이미지에 미치는 영향을 더 크게 실감하게 되었다. 그는 이 흉터 때문에 자신이 뒤처지는 것을 더 이상 견딜 수 없어, 관상과 성형의 도움을 받기 위해 흉터 성형술을 받기로 결심했다.

수술 후 그의 이마는 깔끔하게 정리되었고, 흉터는 거의 보이지 않게 되었다. 얼굴이 훨씬 부드럽고 매끄러운 인상을 주게 되어 사람들의 반응도 확연히 달라졌다.

수술 후 S씨의 외모는 한층 정돈되어 보였으며, 이마가 매끄러워지면서 그의 인상은 몰라보게 부드러워졌다. 이전보다 사람들과의 대화에서 자신감이 생겼으며, 직장에서도 그의 이미지가 긍정적으로 변하기 시작했다. 동료들은 그의 새롭게 변한 모습을 칭찬했고, 상사들 또한 그를 신뢰하게 되었다. 내적으로는 흉터가 사라지면서 자신을 바라보는 시각이 긍정적으로 변했으며, 더 이상 외적인 모습에 대한 부담을 느끼지 않고 자신의 능력을 더욱 발휘할 수 있게 되었다. S씨는 수술을 통해 외모뿐만 아니라 자신의 커리어와 삶의 전반적인 자신감을 회복하게 되었다.

눈꺼풀이 넓으면 좋은 집에 산다
상안검 주름 성형술

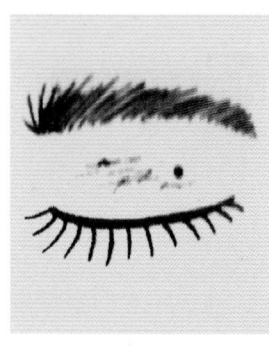

- 눈과 눈썹 사이를 상안검이라고 한다.
- 상안검은 전택궁이라고 하여 주택과 전답의 운을 보는 곳이다.
- 전택궁이 넓으면 좋다.
- 상안검의 피부가 나이에 비해 늘어져 있으면 타산적이다.
- 이곳이 좁으면 성급한 성격에 이기주의자가 많다.
- 부어 올라 있으면 고생할 상으로 평생 한 번은 실패한다.
- 주름이 많으면 여색을 탐한다.
- 사마귀나 점이 있으면 부모의 재산을 물려받기 어렵다.

눈은 '마음의 창'이라고 하여 사람의 인상을 결정짓는 중요한 부분으로 여겨져 왔다. 눈의 생김새와 그 느낌을 통해 심성까지 읽어낼 수 있다는 말이다.

그런데 여기서 얘기하고 있는 '눈'이란, 단순히 눈의 모양만을 의미하는 것은 아니다. 눈빛을 포함해서 눈 주위의 생김새까지 모두 합하여 거기서 풍겨나오는 전체적인 분위기를 일컫는다.

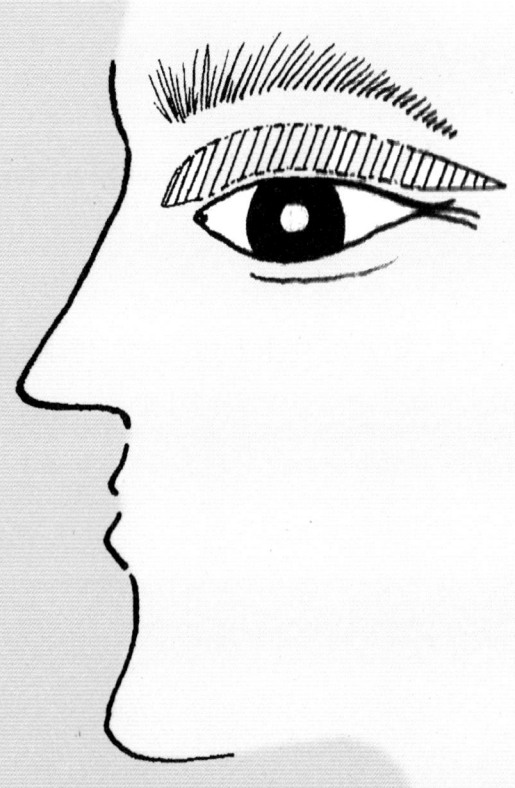

상안검 주름 성형술은
눈가에 있는 물고기 꼬리 모양의 주름을
없애는 것이 아니라,
상안검의 늘어진 피부를 탱탱하게 해주는
수술이다.

따라서 눈을 통해 어떤 사람을 선하다고 평가할 때는 눈빛뿐만 아니라 눈 주위의 생김새까지 선하게 느껴져야 한다. 만약 눈빛은 그지없이 선한데, 눈꼬리가 올라가 있으면 선하다기보다는 매섭게 보일 것이다. 또 눈 주위의 다른 부분들이 너무 올망졸망하게 모여 있다면 굉장히 답답해 보인다.

이렇게 매섭거나 답답해 보이는 인상은 관상학적으로도 좋지 못하다. 특히 눈과 눈썹 사이를 가리키는 '상안검'이 지나치게 좁으면 성격이 조급하고 이기주의자가 많다.

예로부터 상안검이 아름답고 보기 좋으면 훌륭한 집과 비옥한 전답을 가질 수 있는 복 많은 사람이라고 했다. 반대로 이곳에 흠집과 검은 점이 있거나 아름답지 못한 사람은 주택을 여러 번 옮기거나 집 문제로 고통을 겪는다고 했다. 그리고 좋은 집을 가질 수 있는 것은 부모와의 인연을 나타내기도 하여 두 눈과 함께 부모의 덕을 쉽게 판단 할 수 있는 부위이기도 하다.

얼마 전 조그마한 가게를 운영하는 P씨가 필자를 찾아와 수술을 의뢰한 적이 있었다. P씨는 41세의 여자 분으로 상안검의 피부가 나이에 비해 지나칠 정도로 탄력이 없었으며, 양측이 대칭 되지도 않고 주름까지 보기 싫게 잡혀 있었다.

필자는 우선 P씨와 여러 가지 일상사에 대해 부담 없이 얘기를 나누기 시작했다. 어떤 일이든 그렇겠지만 무엇보다 중요한 것은 자신의 마음가짐을 어떻게 갖을 것인가. 다시 말해 얼마나 긍정적으로 문제에 임하는가에 달려있다고 믿기 때문에 필자는 환자를 대할

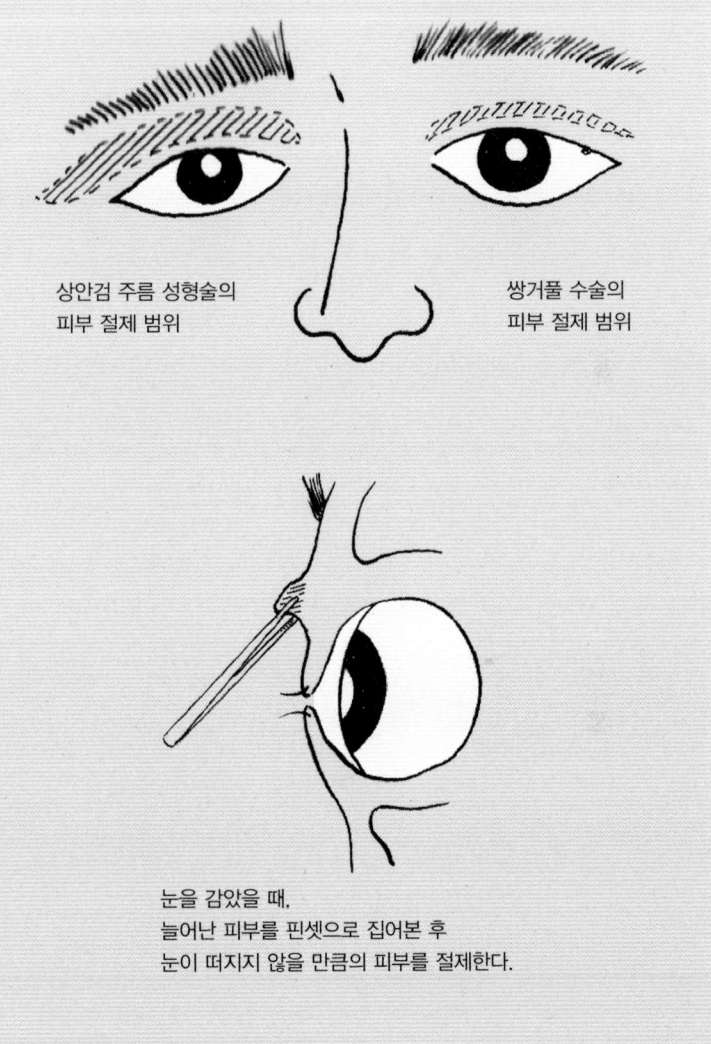

때면 되도록 많은 대화를 나눔으로써 환자에게 편안함과 신뢰감을 주려고 노력한다. 그런데 그런 대화를 나누다 보면 환자뿐만 아니라 필자 역시도 스스로 깨닫지 못하는 사이에 편안해지는 걸 느끼곤 한다.

이런저런 얘기를 나누다가 필자는 조심스럽게 P씨에게 '관상학은 조상들이 이룩해 놓은 통계학의 한 부분'이라는 말을 건넸다. 그러고는 덧붙여 "나이에 비해 상안검이 이러한 분은 열에 아홉은 주택에 문제가 있다고 관상학 책에는 씌어있다"라고 말했다. 그랬더니 P씨가 비밀을 털어놓듯 놀라운 얘기를 꺼내는 것이 아닌가.

P씨는 현재 남편의 사업 문제로 집이 은행에 넘어갈 처지이며, 항상 자기 눈에 대해 좋지 못한 소리를 많이 들어서 그런지 그럴 때마다 남편의 사업 부진도 자신의 탓이 아닌가 하는 생각에 잠을 이루지 못 한다고 하소연하였다.

이런 경우를 맞닥뜨릴 때마다 생각하는 것이지만, 대부분의 사람들이 말하듯 관상학이 그저 '과학적으로 증명되지 않은 허무맹랑한 소리'만은 아니라는 확신이 든다. 더욱이 관상학이란 게 조상들이 삶의 경험을 통해 이룩한 통계학이라고 생각하면 그 놀라운 지혜에 감탄스러울 따름이다.

이후 P씨는 일반적으로 시행하는 상안검 성형술로 수술을 받았다. 국소 마취 후 쌍꺼풀 예상 선에 절개를 가하고 여분의 피부와 근육, 그리고 지방을 적절히 제거해 나갔다. 지방을 너무 많이 제거하면 상안검이 움푹 들어가서 관상학적으로 좋지 않기 때문이다.

수술 후 P씨의 상안검은 수술 전에 비해 훨씬 탄력 있고 생기가 도는 것 같았다. 주위 친구들이 훨씬 보기에 좋아졌다고 말해주니까 기분이 더 좋았다고 한다. P씨는 거울을 들여다 보며 "이렇게 눈에 생기가 도니까 집 문제도 잘 해결될 것 같다."고 밝은 얼굴로 말했다. 아마도 이 말은 눈에 자신감이 생기게 되니 모든 일이 다 희망적으로 보인다는 의미일 것이다.

과연 몇 달 뒤에 찾아온 P씨는 "집도 은행에 넘어가지 않았고, 이제는 남편 사업도 잘 된다."면서 몇 번이고 고맙다는 말을 전하는 것이었다.

의사라면 누구를 막론하고 치료 결과가 좋을 경우엔 그 무엇에도 비길 수 없는 커다란 기쁨을 맛보게 된다. 그것이 바로 의사들의 보람일 것이다. 필자 역시 다를 바 없다. 성형외과 수술이 환자의 외모뿐만 아니라 마음의 병까지 달래줄 수 있다는 것에 의사의 한 사람으로서 새삼 긍지를 느낀다.

수술법

일반적으로 피부는 건성과 지성으로 나뉜다. 건성 피부는 기름기가 거의 없지만 우유빛 피부같이 보여서 대개들 고운 피부라고 말한다. 그러나 이런 피부는 나이가 들면 들수록 피부가 늘어지고 주름도 많이 생긴다. 특히 상안검의 외측 부분이 처져서 시야를 가리기도 한다. 그런 상태가 되면 사물을 잘 보려고 눈에 힘을 주기 때문에 쉬 피로해지고 시력에도 장애가 온다. 이때는 쌍꺼풀을 만드는 선에서 외측으로 연장하여 피부와 눈을 감기게 하는 근육의 일부를 제거한다. 필요에 따라서는 지방도 제거할 수 있다.

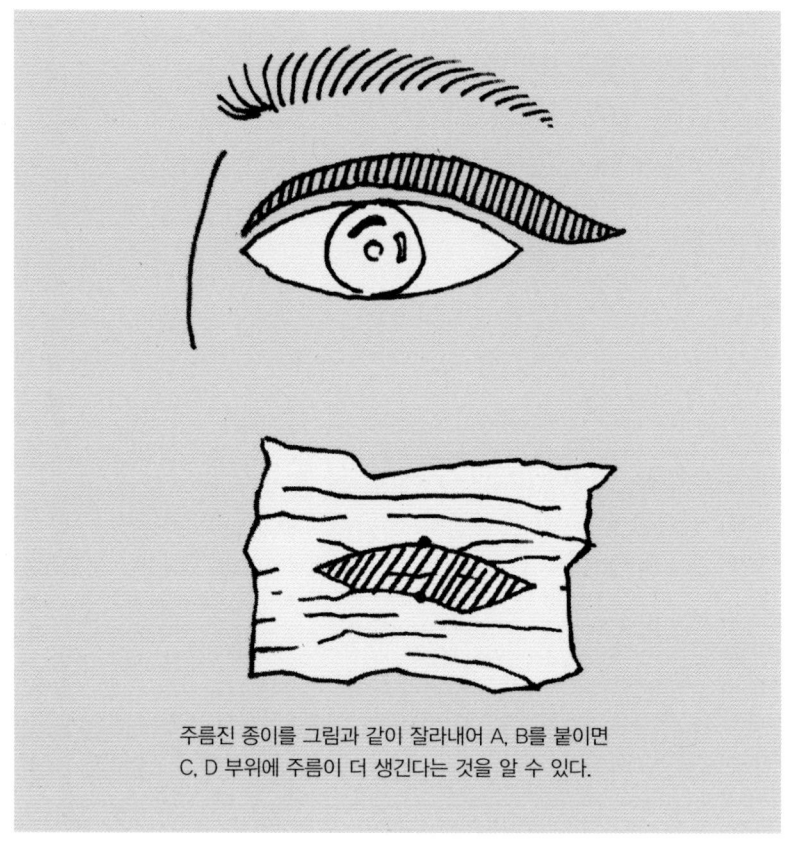

주름진 종이를 그림과 같이 잘라내어 A, B를 붙이면 C, D 부위에 주름이 더 생긴다는 것을 알 수 있다.

우연이겠지만 상안검은 부동산운不動産運에도…….

외모 변화로 재물 운을 바꾼다
전택궁은 눈썹 아래부터 눈의 상안검 윗눈꺼풀 부위이다

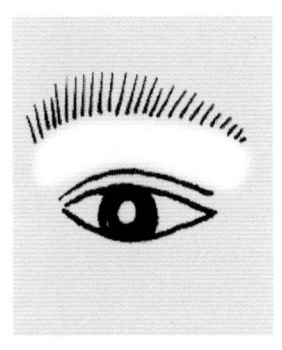

■ 전택궁은 사람의 외적 환경, 집안의 재정적 안정성, 그리고 사회적 기반을 나타내며, 이 부위가 평탄하고 안정적일수록 물질적 풍요와 가정의 화목을 예고한다.

관상학에서 전택궁田宅宮은 눈썹 아래부터 눈의 상안검윗눈꺼풀까지의 부위를 말하며, 이곳은 사람이 재산을 어떻게 관리하고 부동산 운이 어떤지 나타내는 중요한 부위로 여겨진다.

전택궁이 풍부하고 뚜렷하면 부동산과 재물 운이 좋다고 하며, 반대로 움푹 들어가거나 흐릿하면 재물 운이 좋지 않거나 부동산 거래에 실패할 가능성이 있다고 관상학에서는 말한다.

P씨는 40대 중반의 남성으로, 상안검 부위가 살짝 꺼져 있고 눈꺼풀이 두꺼워 보여 관상학적으로 전택궁이 불리하다는 평가를 받았다. 그는 최근 몇 년간 부동산 투자에 어려움을 겪어 왔으며, 주변 사람들로부터 자주 부동산 관련 실수를 지적 받아 스트레스를 많이 받고 있었다. 눈이 피곤해 보이는 외관과 맞물려 주변에서는 그를 결단력이 늘 부족한 사람이라 여겨왔다.

이러한 그의 외형적 특징은 그에게 있어 심리적 부담으로 작용해 왔고, 뿐만 아니라 그는 눈꺼풀의 처짐으로 인한 시야의 방해를 겪고 있어 일상 생활에서도 큰 어려움을 겪고 있었다.

최근에는 그의 사업이 정체 되고, 재정적으로도 막다른 상황에 처하면서 전택궁의 관상적 해석이 맞아떨어졌다고 믿고 있다.

P씨는 점점 더 상안검 수술에 대한 관심을 갖게 되었다. 그는 평소 친하게 지내왔던 지인들로부터 성형수술을 추천받았고, 부정적인 시선에 신경을 쓰지 않기로 마음먹었다. "내 운명을 바꿀 수 있다면, 이 방법밖에 없다"고 생각한 그는 결국 상안검 성형수술을 결심하게 되었다.

수술 후, 그의 외모는 한결 깔끔해졌다. 처져 있던 눈꺼풀이 깔끔하게 정리되고 눈매가 또렷해지면서 그의 인상이 한층 밝아졌다. 그는 수술 직후 부동산 투자와 관련된 중요한 미팅을 가지게 되었다. 과거에는 자신감이 부족해 주저했을 법한 상황이었지만, 이제는 새로운 외모와 더불어 자신감이 샘솟기 시작했다.

수술 후 P씨는 외적으로 상당한 변화를 겪었다. 그의 눈이 크고 시원해 보이면서 첫인상이 훨씬 더 호감 가는 모습으로 변했다. 주변 사람들은 그의 변화에 놀라워하며, 그의 안색이 밝아지고 눈빛이 살아났다는 긍정적인 평가를 내렸다.

이러한 외적인 변화는 사회적 관계에도 긍정적인 영향을 미쳤다. 사람들과의 대화에서 자신감을 갖게 되었고, 업무에 있어서도 집중력이 훨씬 더 향상되었다.

하지만 내적인 변화는 더 극적이었다.

P씨는 관상학적으로 전택궁의 상태가 나빠서 자신이 실패했다고 생각했지만, 이제는 관상을 바꿈으로써 자신이 스스로 운명을 개척할 수 있다는 믿음을 가지게 되었다.

그는 수술 후 자신이 더 나은 운명을 만들 수 있을 것이라는 긍정적인 확신을 가지게 되었고, 실제로 부동산 거래에서 성과를 내기 시작했다.

관상학적 믿음은 수술 후에도 계속 그를 따라다녔지만, 이제는 그가 자신의 삶을 통제할 수 있다는 자신감을 바탕으로 긍정적인 태도를 유지했다. 과거의 실패를 극복하고 새로운 인생을 시작할 준비가 된 그는 이렇게 말했다.

"내 관상은 이제 내가 만든다."

P씨의 상안검 수술은 단순히 외모만을 변화시킨 것이 아니라 그의 내면과 심리에도 큰 영향을 미쳤다. 그는 더 이상 외적인 조건에 얽매이지 않고 자신의 삶을 능동적으로 개척하는 모습을 보여주며 앞으로 나아갔다.

> ## 눈매를 밝게 바꾸며 재물 운을 되찾다
> ### 전택궁이 건강하고 풍성하면 재산 운이 좋다

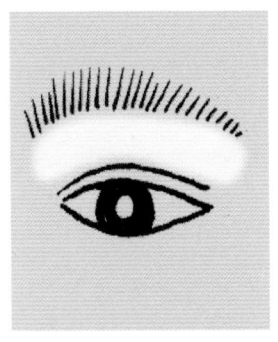

- 이마의 전택궁이 잘 발달한 사람은 대개 안정적인 가정 환경과 재정적 여유를 갖추고 있으며, 물질적 어려움을 겪을 확률이 낮다.
- 전택궁의 깔끔하고 균형 잡힌 모습은 가정 내에서의 화목과 부모 자식 간의 원활한 관계를 의미하며, 그 사람의 삶에 큰 도움이 된다.

전택궁田宅宮은 관상학에서 눈썹 아래 상안검 부위로 재산과 부동산 운을 상징하는 부위이다.

전택궁이 건강하고 풍성하면 재산 운이 좋고 안정적인 재정 상태를 암시한다. 반대로 움푹 들어가거나 흐릿하면 재산 관리가 어렵거나 재물 운이 약하다고 해석된다.

L씨는 60세의 여성으로 상안검이 많이 처져 있고 눈꺼풀이 눈을

덮어 흐릿한 인상을 주고 있다. 그로 인해 눈매가 답답해 보이며 관상적으로 보기에 전택궁이 약하다는 평가를 받았다.

최근 몇 년간 건강과 재정적 어려움이 겹치며 주변에서도 그녀의 재산 관리가 어렵다는 평가를 하곤 했다. 이는 L씨에게도 심리적 부담으로 작용하며 그녀는 점점 자신감을 잃어갔다.

L씨는 오랜 고민 끝에 상안검 수술을 결심했다.

그녀는 관상학적 믿음으로 인해 재물 운이 좋지 않다고 생각했지만 수술 후 새로운 삶을 기대하며 병원으로 향했다. 수술 후, 눈꺼풀은 자연스럽게 올라가고 눈매가 선명해졌다.

그녀의 인상은 한층 밝고 부드러워졌으며 사람들은 그녀가 훨씬 더 젊어 보인다며 칭찬을 아끼지 않았다.

수술 후, L씨는 외적으로는 더 젊고 생기 있는 인상을 가지게 되었고 특히 눈매가 맑아지면서 타인과의 관계에서도 더욱 자신감을 가지게 되었다.

내적으로는 수술을 통해 자신의 운명을 개선할 수 있다는 믿음을 가지게 되었으며, 그동안 가슴을 짓눌리게 했던 불안감과 두려움에서 벗어나기 시작했다.

그녀는 새롭게 시작된 일상에서 활력을 되찾았고, 더 이상 운에 얽매이지 않고 자신의 삶을 주도적으로 이끌어가기로 결심했다.

상·하안검 성형수술 동시에 하면 많은 잇점이 있다
상안검은 전택궁에 해당, 가정의 안정과 운세를 나타낸다

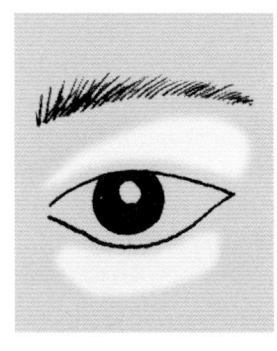

- 전택궁이 잘 발달한 사람은 가정적인 성향을 갖추고 가족과의 관계를 중요시 한다.
- 어린 시절부터 좋은 가정 환경에서 자란 사람은 그로 인해 자신감을 갖고 어떤 일이든 주도적으로 나서며 사회적 성공을 이룰 가능성도 높다.

K씨는 55세의 여성으로 상안검이 처지고 하안검 주름이 깊게 자리 잡은 상태였고, 눈가 피부가 전반적으로 탄력이 떨어져 주름이 많았다.

관상학적으로 상안검은 전택궁에 해당하여 가정의 안정과 운세를 나타내는데, 처진 상안검은 집안의 운이 쇠퇴하는 징조로 해석될 수 있다.

하안검은 부부궁과 관련되어 주름이 많을수록 대인관계나 부부 관계에서 갈등이 있을 수 있다는 해석이 가능하다.

K씨는 이러한 문제를 개선하고자 상안검 성형술과 하안검 성형술을 동시에 받았다.

수술 후 그녀의 모습은 자연스러우며 칙칙함이 사라진 모습이었다. 상안검의 처짐이 없어지고 하안검의 주름이 부드럽게 펴져 인상이 더 밝아졌다.

주름이 완화되자 늘상 피곤해 보이던 얼굴이 생기 넘치는 모습으로 변한 것이다.

내적으로는 자신감을 회복한 K씨가 있었다. 예전에는 거울을 보며 나이 들어가는 자신의 모습 때문에 마음이 무척 무거웠지만, 수술 후에는 활기를 되찾고 스스로를 더욱 사랑하게 되었다.

그녀는 외적으로도 많은 사람들과의 관계에서 긍정적인 변화를 경험하게 되었다.

"눈이 정말 예뻐졌어요"라는 말을 들을 때마다 그녀는 미소를 띠며 자신을 더 자연스럽게 드러낼 수 있게 된 것이다.

직장에서의 K씨는 10년 전 활기 있던 과거의 그녀로 되돌아가서 자신감 넘치는 생활을 하고 있다.

"

눈매의 변화 통해 과거의 상처를 치유
전택궁은 집안과 재산의 흐름을 상징한다

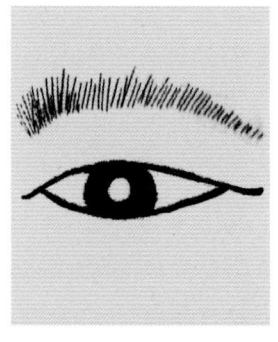

- 전택궁이 안정적일수록 물질적 풍요와 가정의 화목을 예고한다.
- 전택궁이 잘 발달한 사람은 대개 안정적인 가정 환경과 재정적 여유를 갖추고 있으며, 물질적 어려움을 겪을 확률이 낮아진다.
- 전택궁의 균형 잡힌 모습은 대인관계에 있어 원활한 관계를 유지하게 되며 삶의 운영에 큰 도움이 된다.

B씨는 젊었을 때는 동양적인 몽고 주름을 가지고 있는 눈의 소유자이다.

나이가 들어 그녀의 눈은 눈 가쪽 피부가 처지면서 짓무르는 지경이 되었고, 눈 앞쪽도 막혀있어 갑갑한 인상이 되어버렸다.

그녀는 딸의 권유로 필자를 찾아왔고 평생 그녀가 겪어 온 답답한 눈의 원인인 몽고 주름을 없애는 수술을 상안검 수술과 병행

해서 실시하였다.

수술 후 B씨의 눈은 평생 가져보지 못한 탁 트인 시원한 눈매가 되었고, 동양인 특유의 날카로운 눈매에서 벗어났다.

그러나 진정한 변화는 외적인 것만이 아니었다. 눈매가 달라지자 그녀의 의식도 바뀌었다. 더 이상 주변의 시선을 두려워하지 않게 되었고 과거부터 자신을 얽어매왔던 부정적인 생각을 떨쳐낼 수 있었다.

사람들은 그녀에게서 새로운 활력이 넘친다고 말했다. 이전에는 늘 피곤하게 보였던 눈빛이 이제는 생동감으로 가득 차 있었다. 이후 B씨는 사람들과의 관계에서도 놀라운 변화를 경험했다. 더 이상 자신의 눈을 의식하지 않고 당당하게 대화를 나누었으며, 마음의 무게 또한 그만큼 가벼워졌다는 것을 느꼈다.

관상적으로도 그녀의 변화는 재물과 인간관계의 순환이 다시 원활해질 것을 예고했다. B씨는 이제 인생의 새로운 장을 열고 그동안 미뤄왔던 자신의 행복을 찾아 나가고 있었다.

밝고 큰 눈은 적극적이고 리더쉽 있게 보인다
쌍꺼풀 수술

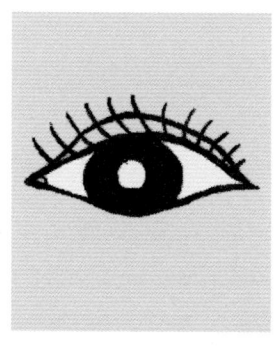

- 전택궁이 안정적일수록 물질적 풍요와 가정의 화목을 예고한다.
- 전택궁이 잘 발달한 사람은 대개 안정적인 가정 환경과 재정적 여유를 갖추고 있으며, 물질적 어려움을 겪을 확률이 낮아진다.
- 전택궁의 균형 잡힌 모습은 대인관계에 있어 원활한 관계를 유지하게 되며, 삶의 운영에 큰 도움이 된다.

눈이 가늘고 길며 눈동자의 흑백이 뚜렷하면 보기에도 좋지만 관상학적으로도 좋은 눈이라 할 수 있다. 따라서 눈의 모양이 좋지 않을 경우엔 눈에 변화를 주어 인상을 좋아 보이게 해 줄 필요가 있다.

P양의 눈은 외꺼풀이면서 불룩한 형이었다. 평소 P양은 쌍꺼풀 수술을 하고자 했기 때문에 쌍꺼풀 수술에 대한 여러 가지 지식

도 많이 갖추고 있었다. 그래서 가장 간단한 수술 방법이면서 회복이 빠르다고 알려져 있는 매몰법으로 수술하고자 하여 필자와 상담한 적이 있었다.

그러나 매몰법은 여러 가지 조건이 우선 알맞게 갖춰져야만 시술할 수 있다. 즉, 먼저 눈의 피부가 얇아야 하며 눈의 길이는 길고 가늘어야 한다.

그런데 여기서 한 가지 얘기하고 싶은 것이 있다. 그 동안의 일상 경험에 의하면 우리 나라 사람들은 가장 근본적이고 정상적인 방법은 이상하게도 그 가치를 쉽게 인정하려 들지 않는다는 것이다. 뭐든 빨리 빨리 하고 싶어하는 급행 심리가 있다는 뜻이다. 그리고 괴상하고 특이한 비법을 무척 선호하는 듯 싶었다.

결국 필자는 P양에게 그림을 그리고 책까지 보여주면서 겨우 설득한 끝에 피부와 지방을 제거하는 정상적인 방법으로 수술을 했다. 그래야만 쌍꺼풀이 예쁘게 나올 수 있는 그런 눈이었기 때문이다. 수술은 국소 마취로 잘 진행되었으며, 수술 후 4일째 되는 날에 실밥을 제거하였다. 처음 2개월간은 눈이 약간 부어 있었으나 6개월이 지난 후 화장을 예쁘게 하고 인사하러 온 P양의 첫마디는 "원장님, 성형수술도 잘만 하면 인생이 바뀌던데요."라며 즐거워하는 모습을 보였다.

그러면서 자신감에 찬 표정으로 이제는 자신의 매력 포인트가 바로 눈이라고 자랑했으며, 자신의 일상 생활에서도 참으로 많은 변화가 있었다고 전했다.

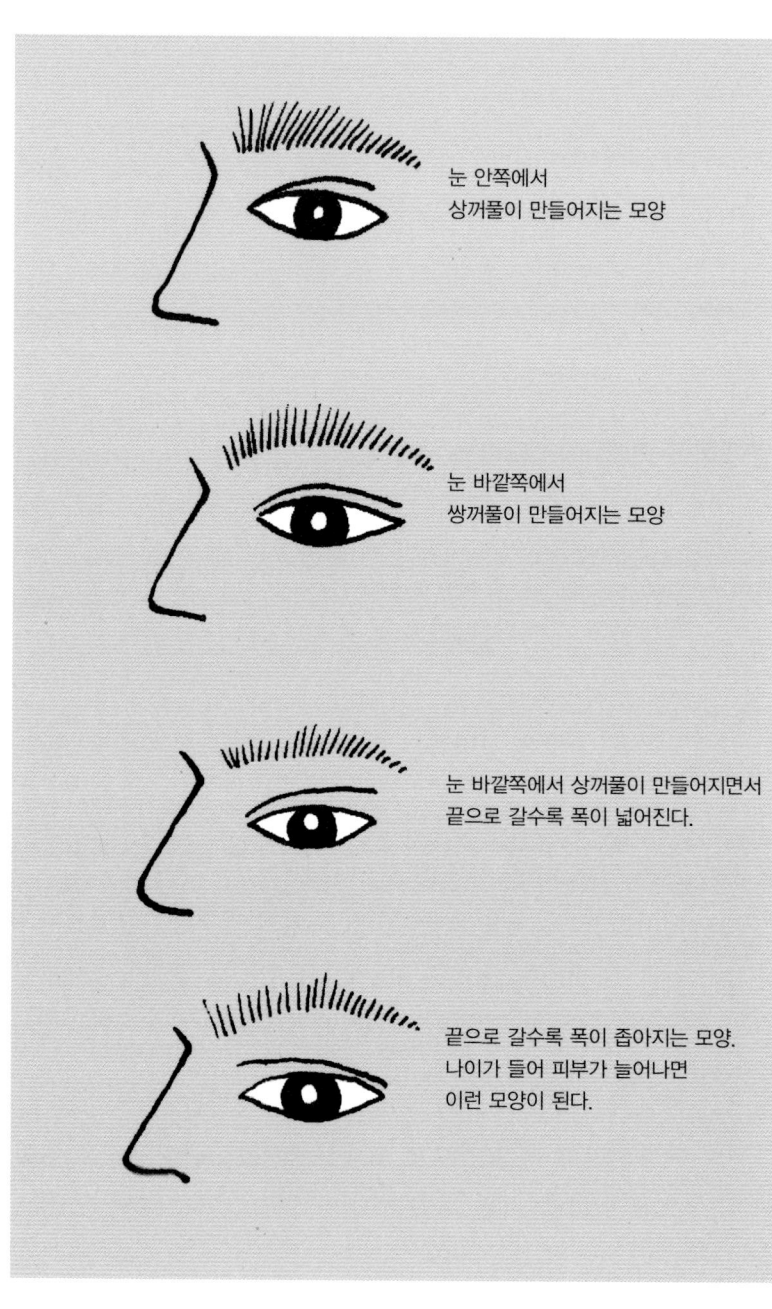

P양의 기쁜 소식을 전해 들으면서 나는 그녀가 말했던 '잘만하면'이라는 구절의 의미에 대해 새삼 생각하게 되었다.

물론 여기서 '잘만하면'이란 것에는 좋은 의사, 좋은 시기, 좋은 결과 등이 모두 포함되어 있을 것이다. 그리고 더 나아가 의사로서의 책임감을 강조하는 게 아닐까 하는 생각이 들었다.

다음으로 예를 드는 K양의 경우는 눈꺼풀의 피부가 얇고 긴 눈이었다. 얼굴의 피부색도 흰 편이었다. 전체적으로 보면 작은 키였지만 아주 귀엽게 생긴 외모였다.

그런데 가늘고 긴 눈이 조금 언밸런스해 보였다.

K양의 말에 의하면 주위 사람들로부터 눈매가 무섭게 생겼다는 말을 많이 들었단다. 그래서인지 조금만 싫은 내색을 비쳐도 주위 동료들이 과장되게 받아들이는 것 같은 느낌을 자주 받았다고 한다.

K양은 오랜 생각 끝에 결국 반창고를 이용해 쌍꺼풀을 만들어보니 얼굴의 인상마저 확 변하는 것 같아서 항상 반창고로 쌍꺼풀을 만들고 다녔다고 했다. 그런데 이게 웬일인가? 알레르기 반응이 나타나고 눈이 자꾸 부어 올랐단다.

마침내 K양은 필자를 찾아와 눈이 자주 붓는 이유가 지방 때문이라며 다짜고짜 쌍꺼풀 수술을 할 때 눈의 지방을 완전히 제거해달라는 주문을 했다.

하지만 이런 경우 K양이 원하는 것처럼 지방을 완전히 제거하면 눈이 움푹 들어간 것처럼 보여서 오히려 전택궁의 관상이 나빠 보일 수 있다.

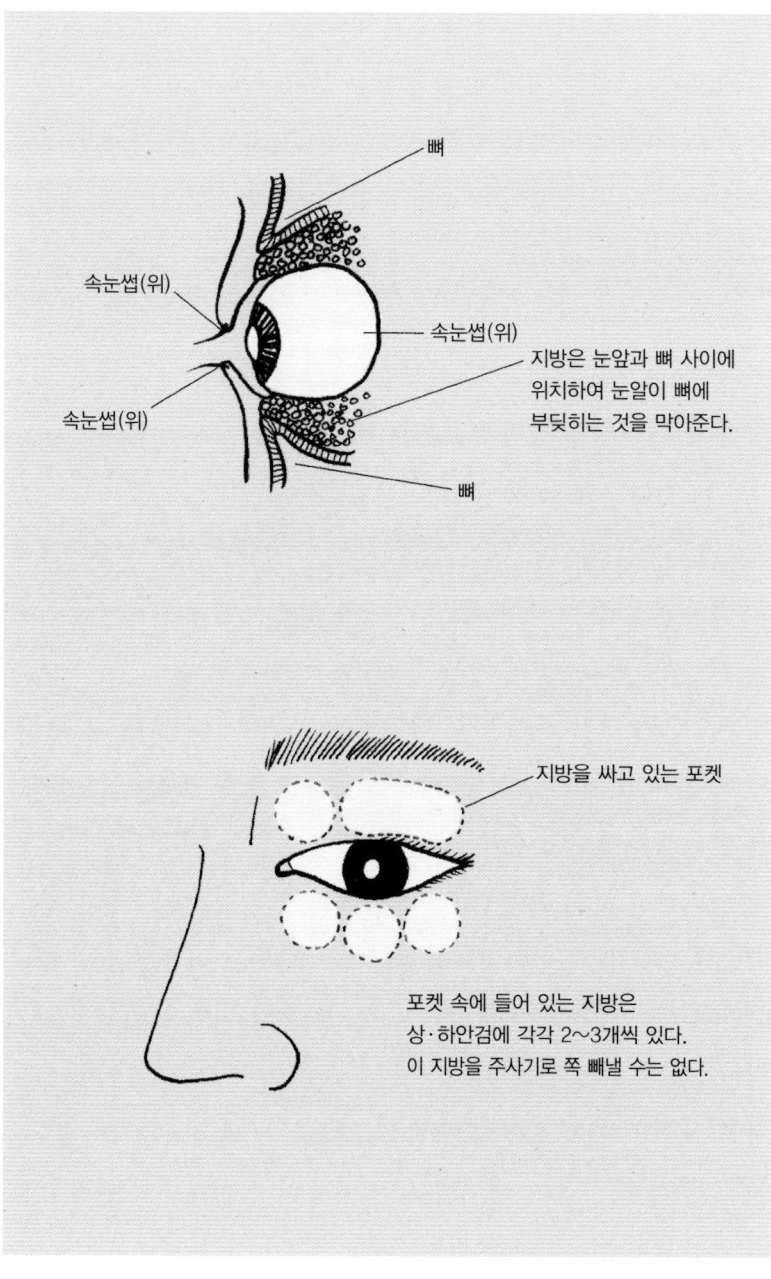

따라서 가능하면 젊어서 하는 쌍꺼풀 수술은 지방을 빼지 말아야 한다는 것에 대해 상세히 설명해주고 매몰법으로 수술을 했다. 매몰법은 수술 후의 경과가 아주 빠르며, 어떤 경우에는 수술 다음날부터 표시가 전혀 나지 않을 수 있다.

수술을 한 지 일주일쯤 지났을까? 어떤 회사의 사장님이라고 신분을 밝히며 걸어온 전화 한 통을 받게 되었다.

그분의 말인즉, "수술 받은 흔적이 전혀 없어 그 동안 K양이 수술을 했는지 조차 모르고 지냈는데, 오늘에야 비로소 알았다."며 "수술 후 K양이 종전에는 생각할 수 없을 정도로 회사를 위해 열심히 일하고, 또 동료들과의 관계도 대단히 좋아져서 감사하다."는 것이었다. 그리고 자신의 아내 눈에 대한 상담이 이어졌다.

그 얘기를 듣는 순간, K양이 수술 받고 이후 경과가 얼마나 좋아졌으면 회사의 사장님께서 필자에게 직접 전화를 걸었을까 싶은 생각이 들었다. 그러면서도 무척이나 활달하게 들리는 그 사장님의 목소리와 반가운 소식에 필자 기분은 무척이나 유쾌해졌고, K양이 그 사장님한테 크나큰 사랑을 받는 부하 직원이구나 싶었. 생각건대 K양이 그렇게 달라진 이유는 외꺼풀을 쌍꺼풀로 만들었다는 것 그 자체에 있다기 보다는 그로 인해서 자신감을 갖고 매사에 적극적으로 임하고 대인 관계에 있어서도 밝고 활달하게 사람들과 사귀게 된 데 있다고 여겨진다.

어쨌든 간에 성형수술을 통해 성격까지 긍정적으로 변했다는 얘기는 반가운 소식임에 틀림없었다.

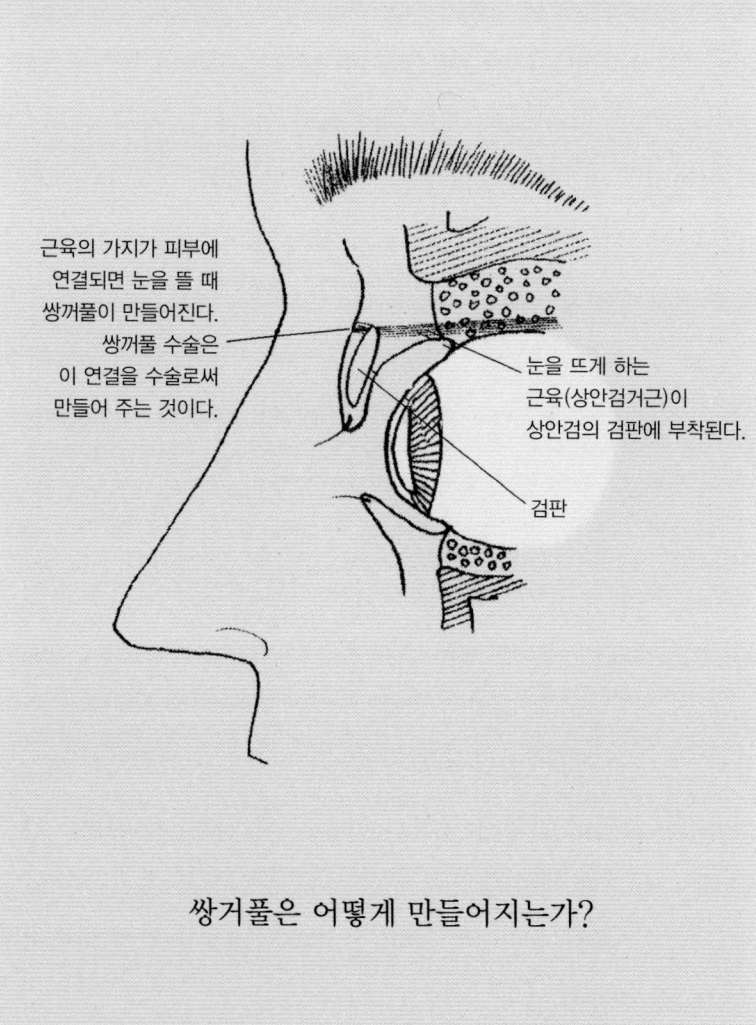

쌍거풀은 어떻게 만들어지는가?

우리 주위를 둘러보면, 앞서 말했던 P양이나 K양처럼 쌍꺼풀 수술을 받으려는 환자들이 굉장히 많다. 아마도 동양인, 특히 몽골리안에 속하는 우리 나라 사람들에게 대부분 쌍꺼풀이 없기 때문일 것이다.

반면에 유럽이나 미국 사람들은 거의가 쌍꺼풀 눈을 가지고 있다. 그런데 세계화 시대가 도래하면서 우리 나라의 의료 기술도 끊임없이 외국 기술을 연구하고 습득하기에 여념이 없는 듯싶다. 모처의 어떤 병원은 외국에서 수련을 받거나 전문의 자격을 취득한 분을 모셔와 하루에도 수많은 환자를 진료한다고 한다.

그러나 김치와 단술식혜을 외국에서 수입할 수 없듯이 쌍꺼풀이나 코 올리는 수술은 외국보다 우리의 의료 기술이 훨씬 월등하다. 왜냐하면 외국 사람들 경우엔 대부분 코를 낮추는 수술을 받으면 받았지 코를 높이는 수술은 별로 없을 것이며, 또한 쌍꺼풀 수술도 아주 드문 수술이기 때문에 이 분야에서 만큼은 외국에서 수련을 받은 것보다 우리의 의료기술진이 훨씬 낫다고 생각된다.

또 하나, 쌍꺼풀 수술의 경우 학생들이 방학을 이용해서 많이들 하는 것 같다. 그런데 필자의 경우에는 젊은 나이의 환자가 쌍꺼풀 수술을 원할 때면 다시 한번 생각해보기를 권한다.

너무 많은 사람들이 마치 유행처럼 쌍꺼풀 수술을 받고 있는 게 안타깝기 때문이다.

수술을 받기보다는 오히려 자신의 얼굴 생김새와 개성에 맞는 화장법을 개발하고 공부하기를 권하고 싶다. 천편일률적인 쌍꺼풀

보다는 동양인 특유의 눈에 알맞은 화장법으로 자신의 개성을 표현한다면 더 좋지 않을까.
서구인들에게 물어보면 쌍꺼풀이 없는 눈이 더 매력적으로 보인다는 대답을 듣곤 한다.
그러나 쌍꺼풀 수술을 꼭 해야만 좋은 형태의 눈을 얻을 수 있는 사람도 많다. 이럴 경우엔 무엇보다도 성형외과 전문의를 찾아가서 상담하라고 권하고 싶다.
성형외과 전문의들은 항상 환자의 입장에서 진심으로 상담해주고, 무조건 쌍꺼풀 수술을 권하지는 않을 것이기 때문이다.

쌍꺼풀 수술법

눈꺼풀을 보면 아주 얇지만, 그것을 구성하는 조직은 놀랍게도 8층이나 된다.
눈꺼풀에는 눈을 뜨게 하는 근육이 검판에 붙어 있어서 이 근육이 수축할 때 검판이 따라 올라가면서 피부까지 같이 당겨 올라가 쌍꺼풀이 되는 것이다. 그렇지 못하면 외꺼풀이 된다.
쌍꺼풀을 만들어 주는 방법에는 여러 가지가 있겠지만, 수술의 목적은 피부까지 상안검거근의 가지를 연장시켜 주는 것이다.

정상적인 절제식 수술법

절제식 수술법은 가장 대표적인 방법으로 쌍꺼풀이 될 예상 선을 먼저 설정한 다음, 늘어진 피부를 적절히 제거하고 눈을 감기게 하는 근육의 일부와 안와 지방을 제거한 뒤 눈을 뜨게 하는 근육의 일부를 피부에 연결시켜 주는 방법이다.
이렇게 주위의 조직을 제거하는 이유는 얇은 종이일수록 한번 접혔던 선이 뚜렷하게 보이는 이치와 같다.

매몰법

매몰법은 하나의 비법에 속한다. 이 방법은 피부도 절제하지 않고 눈을 감기게 하는 근육과 지방도 제거하지 않으면서 단순히 쌍꺼풀 선만 만들어 주는 방법이다.
어떤 의사는 아주 가느다란 실로 아예 영구적으로 근육과 검판을 연결시켜 주기도 하고, 굵은 실을 사용해서 흉터 조직을 유도하여 근육과 피부를 유착시키는 방법을 쓰기도 한다.

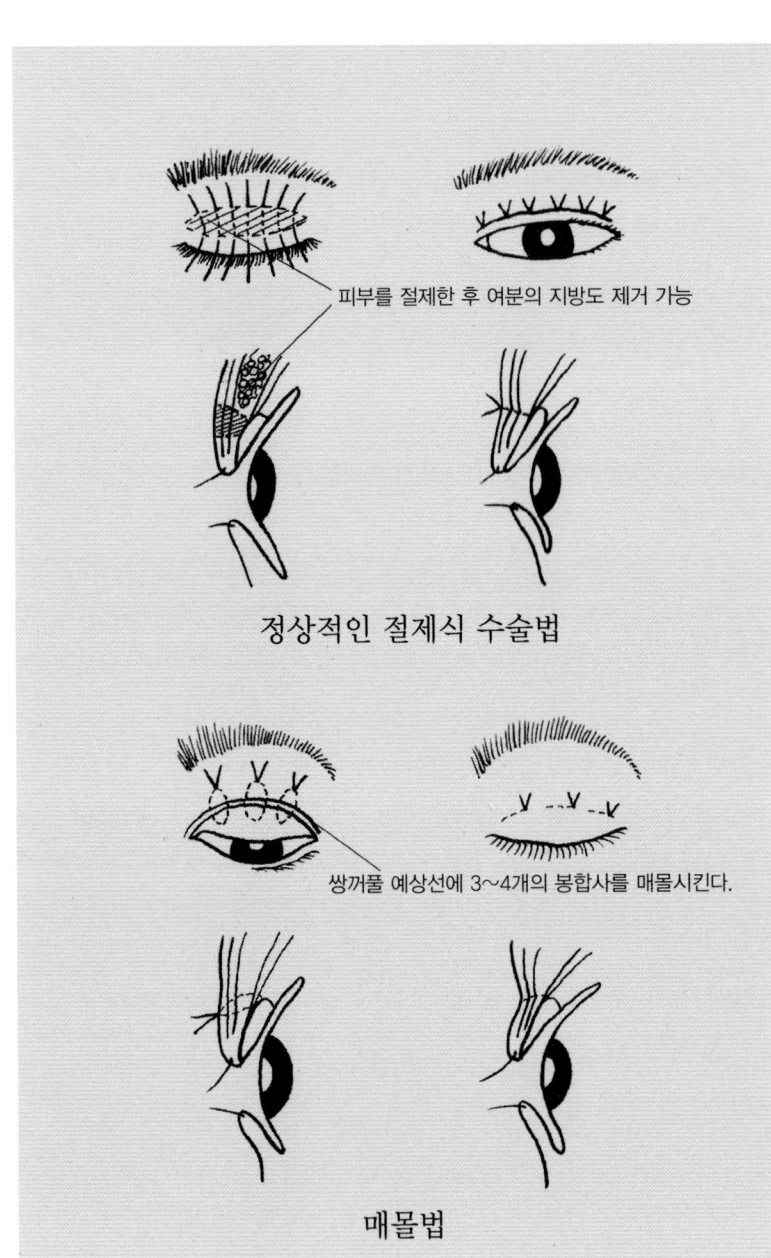

눈밑 주름은 자식운을 나타낸다
하안검 주름 성형술

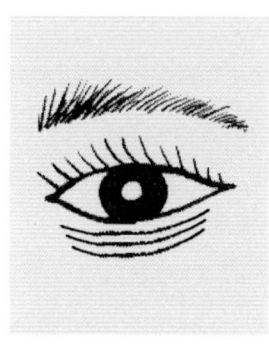

- 눈밑의 뼈가 없는 부분을 하안검이라고 한다.
- 자녀의 유무와 덕·부덕을 보는 곳이다.
- 움푹 패였거나 말라붙은 경우엔 무자식상이다.
- 검은 사마귀가 있으면 자식운이 좋지 못하다.
- 우물 정#자 주름이 있으면 자녀와 사별할 상이다.
- 너무 불룩하면 자식과 사별한다.
- 검푸르거나 지저분한 사람은 나쁜 마음을 갖고 있다. 또 입으로는 정의를 말하나 속마음은 딴판이다.

하안검은 자녀궁 혹은 남녀궁이라고 하여 자녀의 유무와 덕·부덕을 보는 부위이다. 대개 마흔이 넘으면 상안검과 하안검에 잡히는 주름 때문에 수술을 하려는 사람들이 많다.

특히 건성 피부로 젊었을 때는 피부가 곱다는 말을 많이 들어왔던 사람일수록 더욱 더 그렇다. 이렇게 하안검에 주름이 잡히면 나이에 비해 더 늙어 보임으로 정신적인 스트레스를 받게 마련이다.

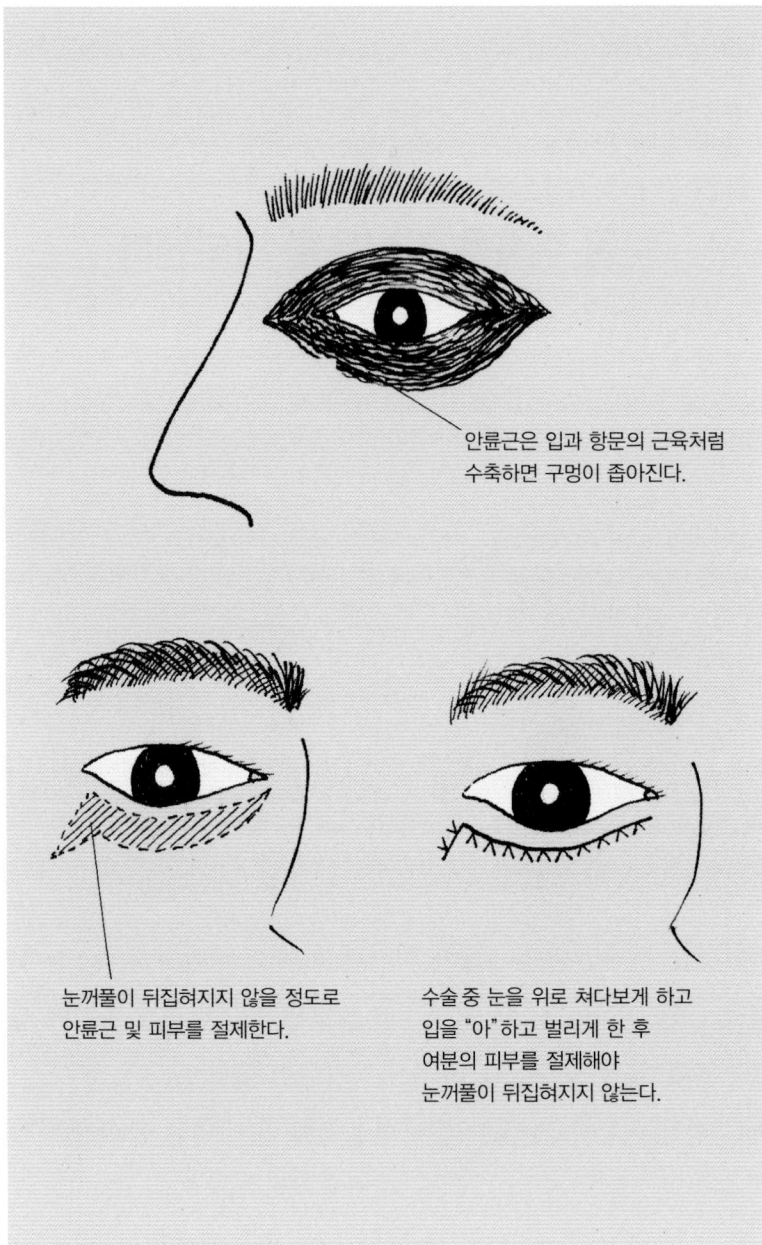

H씨는 40대 주부로 눈 아래의 하안검이 불룩하고 눈 양쪽이 서로 다르게 보이면서 주름이 많이 잡혀 있었다. 상안검은 그런대로 괜찮은데 유난히도 하안검에 주름이 많았다.

늦은 밤에 물을 조금만 먹고 자도 다음날 아침이면 눈 아래가 유난히 불룩해지고 신문을 볼라치면 시야에 커다란 언덕이 가로 놓여 있는 것 같아 아주 불편하다고 호소하였다.

이렇게 하안검이 불룩해지면 생활하기도 불편하지만, 관상학에서 볼 때도 별로 좋지 못하다.

특히 이곳은 자녀의 덕을 보는 자녀궁인지라 H씨에게 "혹시 자녀들 가운데 아픈 사람이 없습니까?" 하고 물어보았다. 그러자 H씨는 이렇게 대답했다.

"딸애가 자주 아파서 늘 걱정이 많아요. 그럴 때마다 눈 아래가 더 심하게 불룩해지는 것 같아요."

이 대답을 들은 필자는 관상학에서 설명하고 있는 아래 눈두덩, 즉 자녀궁에 대한 내용을 조금 얘기해 주었다.

설명을 유심히 듣고 난 H씨는 "평소 관상학에 대해선 많이 들어왔지만 성형수술과 관상학은 전혀 별개의 것이라고 생각하고 있었어요. 그런데 설명을 듣고 나니 마치 요사이 동양 의학과 서양 의학의 접목이 시도되고 있는 것처럼 관상학과 성형수술의 접목도 아주 설득력 있군요."라면서 쾌히 동의하고 수술을 하기로 했다.

수술 후 H씨의 눈 아래 부분에는 몰라볼 정도로 탄력이 생겼다.

그렇다고 눈 아래가 움푹 들어가게 변한 것은 아니었다. 너무 움푹 들어가면 자식이 없을 상이므로 항상 주의를 기울여 균형을 유지해주고 있기 때문이다.

얼마 뒤에 찾아온 H씨는 "제 기분이 좋아서 그런지 딸애의 건강도 자꾸 좋아지는 것 같다."고 하였다.

물론 성형수술을 하는 데 반드시 관상학을 도입해야 할 필요까지는 없겠지만, 미신도 아닌 통계학에 의한 조상들의 지혜를 약간 응용하여 환자의 정신 건강을 이롭게 할 수만 있다면 그보다 더 좋은 일이 어디 있겠는가?

그리고 수술 후의 변한 모습을 보고 남들이 다 좋은 인상으로 봐준다면 그 또한 좋은 일이라 아니할 수 없다. 이것이야말로 보기 싫은 부분도 고치고 인생까지 좋은 쪽으로 바꿀 수 있는, 이른바 개운법開運法인 것이다.

눈두덩 아래가 불룩해지는 것은 안와 지방과 근육이 늘어났기 때문인데, 안면에 생기는 주름은 피부 아래의 습관성 근육 운동에 의한 것이 대부분이다.

따라서 안륜근의 하부를 탱탱하게 해주고 아래 눈두덩의 지방을 제거하면서 눈꺼풀이 뒤집히지 않을 정도로 눈의 피부를 당겨 주어야 한다.

하안검 수술로 자녀와의 관계 활력을 더한다
관상학적으로 자식과 관련된 운세를 보여주는 부위

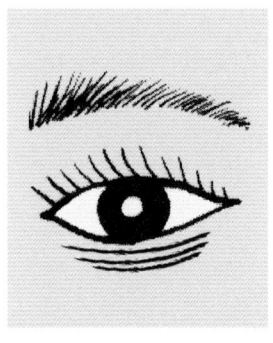

- 눈밑의 뼈가 없는 부분을 하안검이라고 한다.
- 자녀의 유무와, 덕.부덕을 보는 곳이다.
- 움푹 패였거나 말라붙은 경우엔 무자식상이다.
- 검은 사마귀가 있으면 자식운이 좋지 못하다.
- 우물 정#자 주름이 있으면 자녀와 사별할 상이다.
- 너무 불룩하면 자식과 사별한다.
- 검푸르거나 지저분한 사람은 나쁜 마음을 갖고 있다. 또 잎으로는 정의를 말하나 속마음은 딴판이다.

자녀궁子女宮은 얼굴의 하안검 부위를 가리키며, 관상학적으로는 자식과 관련된 운세를 보여주는 부위로 해석된다.

자녀궁이 맑고 깨끗하며, 처짐이 없이 탄력이 있다면 자녀와의 관계가 좋고 그들의 성공적인 삶을 예견할 수 있다. 반면, 하안검 부위가 붓거나 주름이 많아진다면 자식과의 관계에서 어려움이 생길 수 있고, 자녀들이 고생할 가능성도 시사한다.

58세의 B씨는 최근 거울을 볼 때마다 하안검 부위가 불룩하게 부풀어 오르고, 특히 격자무늬 같은 주름이 깊게 자리 잡은 것을 보며 스트레스를 받았다.

젊었을 때는 이런 문제가 없었으나 나이가 들면서 하안검 부위가 점점 더 눈에 띄게 변했다.

특히 어느 날 가족 모임에서 자녀들이 "엄마, 피곤해 보인다"며 걱정스러운 눈길을 보낸 것이 그녀에게 큰 충격으로 다가왔다. 그때부터 B씨는 자신의 얼굴이 자녀들에게도 영향을 주고 있음을 깨달았고, 그로 인해 성형외과를 찾게 되었다.

B씨는 그 순간을 떠올리며, 과거에 겪었던 한 에피소드가 생각났다. 그녀의 아들이 처음 취직했을 때였다.

당시만 해도 그녀의 하안검 부위는 매끈하고 깨끗했기 때문에 주변 사람들이 "너희 엄마는 참 복스럽게 생겼다"며 아들에게도 그녀가 듣기 좋은 이야기를 했었다. 그 칭찬에 B씨는 마냥 뿌듯했었고, 자녀의 성공을 확신할 수 있었다.

그러나 시간이 흐르자 그녀의 얼굴은 많은 변화를 겪게 되었고, 그에 따라 자녀들과의 관계도 미묘하게 변해가고 있음을 느꼈다. 결국 B씨는 하안검 성형술을 결심하게 되었고, 수술 후 그녀의 얼굴은 눈에 띄게 달라졌다.

불룩했던 하안검 부위가 평평해졌고, 격자무늬의 주름이 사라지면서 눈가가 훨씬 더 맑고 깨끗해 보였다. B씨는 외적으로 큰 변화를 경험하며, 주름이 사라진 만큼 자신의 표정도 더 밝아졌음을 느꼈다.

이러한 변화는 단순히 외적인 변화에 그치지 않았다.

자녀궁이 개선되면서 그녀는 자녀들에게 더욱 긍정적인 에너지를 전달할 수 있을 것이라는 자신감을 얻게 되었고, 더 이상 자녀들에게 피곤해 보인다는 말을 듣지 않을 것이라 확신했다.

내적으로도 그녀는 새로운 활기를 얻었다. 거울 속의 자신을 보며, B씨는 자녀들과의 관계가 다시금 활력을 되찾을 것이라는 믿음을 가지게 되었다.

그녀는 단순한 미용적 개선을 넘어서, 자녀궁의 변화가 자녀들과의 소통과 관계 회복에 중요한 역할을 할 것임을 알게 된 것이다. 결국 B씨는 얼굴뿐만 아니라 가족과의 유대감을 다시금 강화하며, 앞으로의 삶에서 자녀들과 더 깊은 관계를 이어갈 수 있는 자신감을 되찾았다.

> ## 자녀궁 개선으로 가족의 화합을 이끈다
> 관상학적으로 자녀와의 관계와 연관된 부분이다

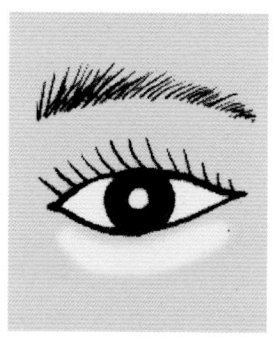

■ 자녀궁이 뚜렷하고 건강하게 발달한 사람은 자녀와의 관계가 원활하고, 자녀들이 부모에게 효도하는 경향이 크다.

J씨는 61세, 하안검 부위에 깊은 주름과 처짐이 있는 상태였다. 이곳은 관상학적으로 자녀궁, 즉 자녀와의 관계와 연관된 부분이다.

자녀궁이 깊게 패이거나 주름이 많으면 자녀와의 소통이나 양육 과정에서 어려움을 겪었거나 자녀가 부모에게 마음의 짐을 주는 경우가 많다고 본다.

J씨의 경우, 실제로 그녀는 자녀와의 관계에서 갈등을 많이 겪어왔다. 특히, 성인이 된 아들과는 의견 충돌이 잦았고, 서로 오해가 쌓여 대화조차 꺼리는 상황이 되었다.

하안검의 처짐과 주름은 단순히 세월의 흔적일 뿐만 아니라, B씨의 마음속 짐을 나타내는 듯했다. 그동안 자녀와의 관계에서의 긴장과 소통의 부족이 얼굴에 그대로 드러난 것이었다.

어느 날, 그녀는 우연히 거울을 보며 '내가 너무 피곤해 보인다'고 느꼈고, 이를 개선하고자 하안검성형술을 받기로 결심했다.

수술 후, 외적으로 J씨는 상당한 변화를 경험했다.

깊었던 하안검의 주름이 사라지고 처짐이 개선되자 얼굴 전체가 한층 더 밝아 보였으며, 나이보다 훨씬 젊어 보인다는 말을 자주 들었다. 눈가가 팽팽해지면서 그녀는 자신감을 되찾았고, 거울을 볼 때마다 기분이 좋아졌다.

이후 그녀에게 다가온 내적인 변화는 더 컸다.

하안검의 변화를 보면서 그녀는 자녀와의 관계도 다시 회복될 수 있을 것 같다는 희망을 품게 되었다. 실제로 수술 후 그녀는 아들과 조금 더 열린 마음으로 대화하기 시작했고, 오랜 오해가 서서히 풀리기 시작했다.

얼굴의 변화는 단순한 외적인 개선을 넘어, 마음 깊은 곳에서부터 새로운 관계의 출발을 이끌어냈다.

J씨는 이제 자녀와의 관계를 다시 생각하며 인생의 또 다른 장을 열어가고 있었다.

상안검, 하안검 성형으로 되찾은 자신감
전택궁은 집안의 운과 안정성을 의미한다

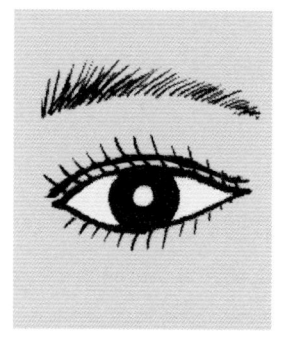

■ 상안검이 깔끔하고 선명하면 눈이 더욱 밝고 강렬해 보이며 전체적인 얼굴 인상이 더욱 자신감이 있게 느껴진다.

F씨는 65세의 여성으로, 세월의 흔적이 눈가에 깊이 남아 있었다. 상안검이 심하게 처져 눈매가 답답해 보였고, 하안검에는 깊은 주름들이 가득했다.
눈가 전체에 걸쳐 얇고 약해진 피부가 노화의 징후를 나타냈다. 관상적으로 상안검은 전택궁을 상징하는데, 이는 집안의 운과 안정성을 의미한다.

처진 상안검은 쇠퇴와 집안 운의 약화로 해석될 수 있다. 하안검의 주름은 부부궁과 관련이 있어, 부부 관계나 대인관계의 갈등을 암시할 수 있다.

F씨는 상안검성형술과 하안검성형술을 동시에 받기로 결정했다. 수술 후 그녀의 눈매는 한층 밝고 또렷해졌다. 눈가의 처진 살이 제거되어, 시야가 넓어지고 눈매가 자연스럽게 트였다. 또한 주름도 개선되면서 피부는 더욱 매끈하고 탄력 있게 변모했다. 내적으로도 그녀는 거울을 보며 자신감이 높아지는 것을 느꼈다. 오랫동안 피곤하고 우울해 보이던 눈이 활기를 띠자, 그녀의 마음도 점차 긍정적인 방향으로 바뀌었다.

그녀는 몰라보게 달라진 외모로 주위 사람들로부터 "젊어졌다"는 말을 자주 듣게 되었고, 대인 관계에 있어서도 더 활발하고 긍정적인 변화를 느꼈다.

그녀의 얼굴에는 여전히 세월의 흔적이 남아 있지만, 이제는 그것을 품어내는 여유와 자신감이 그녀의 마음속에 자리 잡고 있다.

되찾은 밝은 눈빛과 새로운 삶의 활력
상안검이 처지면 재산과 운의 흐름이 막힌다

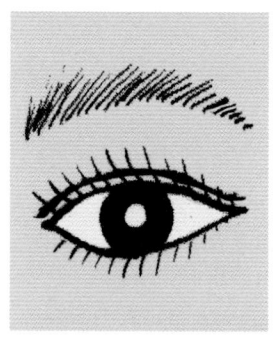

■ 상·하안검이 매끄럽고 탄력 있으면 얼굴이 균형을 이루어 전체적으로 조화롭고 젊어보이는 인상을 준다.

H씨는 59세, 오랜 시간 동안 자신의 눈을 의식하며 살아온 사람이다. 상안검이 처지고 하안검에 깊은 주름이 생기면서, 그녀의 눈빛은 점점 흐려져갔다.

관상학적으로 보면, 상안검이 처지면 재산과 운의 흐름이 막힌다는 전택궁의 의미가 떠오르고, 하안검의 깊은 주름은 대인관계의 어려움을 암시하는 부부궁의 문제를 반영하는 것처럼 보였다. 그녀의 얼굴은 그간 살아온 삶의 무게를 그대로 담고 있었던 것이다.
어느 날, H씨는 결심했다.

'이제는 내가 나를 돌볼 차례야.'

그녀가 상안검성형술과 하안검성형술을 받기로 한 것이다.

수술은 성공적이었다. 처져 있던 눈꺼풀은 한층 올라가고, 하안검의 주름도 사라지며 그녀의 눈은 다시 한번 세상을 또렷하게 바라보게 되었다.

수술 후 H씨는 거울을 보며 전혀 다른 느낌을 받았다. 그녀의 눈은 단순히 젊어 보이는 것을 넘어서, 마치 새로운 시야를 얻은 듯했다. 관상적으로도 큰 변화였다.

전택궁이 맑아지면서 그녀의 재물운도 새롭게 열릴 것 같았고, 부부궁의 주름이 사라진 눈은 관계의 회복과 평화를 상징하는 듯했다.

사람들은 그녀를 보고 "어딘가 달라졌다"며 묘한 긍정의 에너지를 느꼈다.

H씨는 더 이상 세월의 흐름에 지지 않았다. 눈이 밝아지니 마음도 함께 밝아졌고, 새로운 만남과 기회가 그녀를 찾아왔다. 그녀의 삶은 다시 한번 활기를 되찾았고, 모든 것이 잘 풀릴 것만 같은 느낌으로 가득 찼다.

>

갑자기 눈에 핏발이 서면 사고에 조심하라
토안

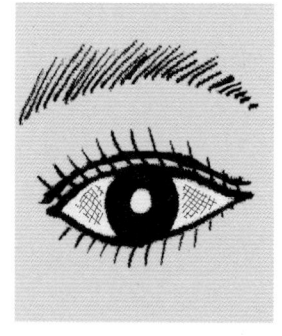

- 눈에 붉은 줄이 있으면 익사나 추락사 등에 주의할 것.
- 눈의 흰자위에 붉은 줄이 많으면 관재구설이 자주 생긴다.

눈이 다 감기지 않으면 항상 충혈 되고 벌겋게 보인다 그래서 토끼눈 같다고 하여 '토안'이라고도 하는데, 눈을 감게 하는 근육이나 신경의 손상이 있을 경우에 이런 증상이 나타난다.

이른바 벨즈팔씨라고 하는 원인 모를 안면신경 마비나, 사고 등으로 안면신경이 다쳤을 경우 그리고 한센씨병 환자 등에게도 이런 증상이 나타난다.

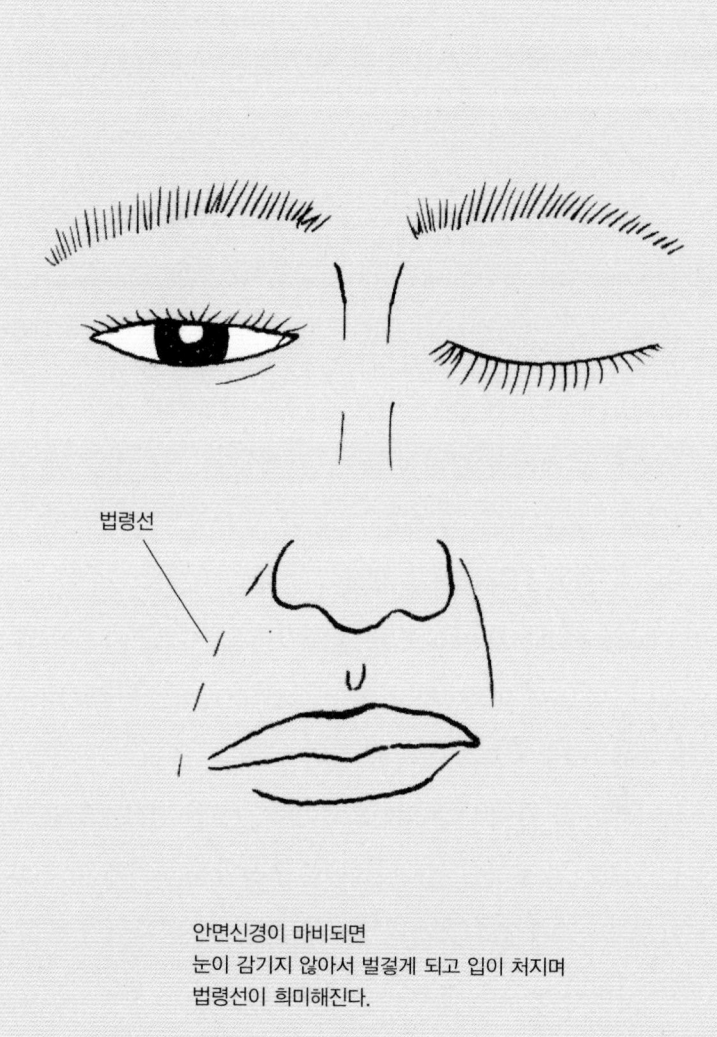

법령선

안면신경이 마비되면
눈이 감기지 않아서 벌겋게 되고 입이 처지며
법령선이 희미해진다.

심한 경우엔 눈이 다 감기지 않는 쪽의 안면 근육과 입까지 모두 돌아가 전체적인 수술이 필요할 때도 있다.

55세의 주부인 A씨는 20년 전 귀 앞에 종양이 생겨서 쑥뜸도 하고 후벼파기까지 하여 염증은 다 나았는데, 그 뒤로 눈이 감기지 않고 입까지 축 처졌다고 한다.

워낙 산간벽촌에서 살았기 때문에 별달리 뾰족한 수도 없고, 또 생활하는 데 크게 지장을 받지 않았으므로 그럭저럭 지냈다. 그런데 문제는 아들이 장가를 가고 난 뒤부터 생겼다.

눈에 넣어도 아프지 않을 것 같은 손자와 며느리를 한번 보고 싶어도 이런저런 핑계를 대며 아들이 잘 데리고 오지 않는 게 아닌가. 그래도 A씨는 아들의 이런 행동이 자신의 비정상적인 외모 때문이겠지 싶어 이해해보려 애썼다고 한다.

하지만 마음 한편으로 파고드는 원망스러움은 깨끗이 씻어낼 수가 없었다. 아무리 자식이라고 해도 부모의 속마음을 헤아려주지 못하는 것이 서글프고 서럽기만 했다.

결국 A씨는 생각 끝에 나를 찾아와 "이런 경우를 당하지 않은 사람들은 잘 이해하지 못하실 겁니다."라면서 상담을 하기에 이르렀다.

B씨 역시 눈이 제대로 감기지 않으면서 눈의 흰자위가 항상 충혈 되어 있었다.

B씨는 2년 전에 교통 사고를 당했는데, 수술 후 안면 근육의 마비로 이런 증상이 나타났다고 한다. 처음에는 수술 후의 후유증이거니 생각하고, 곧 나으리라 기대를 했다. 그러나 시간이 지나

도 별로 남는 기미가 없었다.

얼굴 모습이 이렇게 변하게 되니, 본인의 불편함은 말할 것도 없거니와 다른 사람을 만날 때도 어려운 점이 한 두 가지가 아니었다. 장사를 하는 그였으므로 고민에 쌓이지 않을 수 없었다.

결국 그도 나를 찾아와 상담을 하게 되었다.

수술법

음식을 씹을 때 쓰는 측두근을 이용하여 눈과 입을 정상 위치로 올려준다. 이런 경우엔 수술 후 훈련이 필요한데 입을 꽉 다무는 연습을 계속하게 하여 눈이 감기고 입이 제위치에 올 수 있도록 하였다.

수술을 받은 지 얼마 후에 A씨는 만족스런 목소리로 내게 감사의 말을 전해왔다.

그토록 보고 싶어하던 손자와 며느리도 이제는 자주 보게 되었고, 뿐만 아니라 인생도 새롭게 다시 시작하는 기분으로 살아간다……. 안면신경 마비인 경우에는 침을 맞고 한방 치료를 받아 완치되는 수도 있고, 치료 없이 세월이 흐르면 저절로 낫는 경우도 있다. 그러나 어쨌든 간에 마비된 상태가 오래 계속되면 근육이 쇠퇴하여 수술 후의 경과도 좋지 못하다. 특히 이런 증상은 한센씨병 환자들에게서 많이 볼 수 있는데, 내가 군복무 시절 한센씨병 환자들의 관리 의사로 있을 때 많이 경험하였다.

반쯤 뜬 듯한 눈은 가난하거나 단명하기 쉽다
안검하수

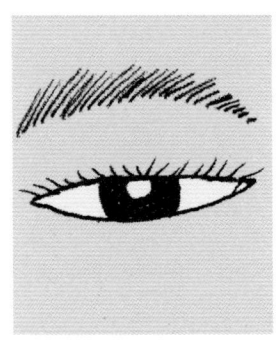

■ 졸린 듯한 눈은 이마에 주름이 생기게 하며, 상대방에게 깨끗한 인상을 주지 못한다.

안검하수란 눈을 완전히 뜰 수 없는 경우를 말한다.

이런 눈을 가지고 있는 사람들을 보면 마치 잠에서 덜 깨어난 것처럼 졸린 듯해 보이고 총명하게 느껴지지 않는다.

우리 주위에서 상대방을 쳐다볼 때 항상 턱과 눈썹을 치키는 습관이 있는 사람들 중에 유심히 살펴보면 안검하수인 경우가 의외로 많다.

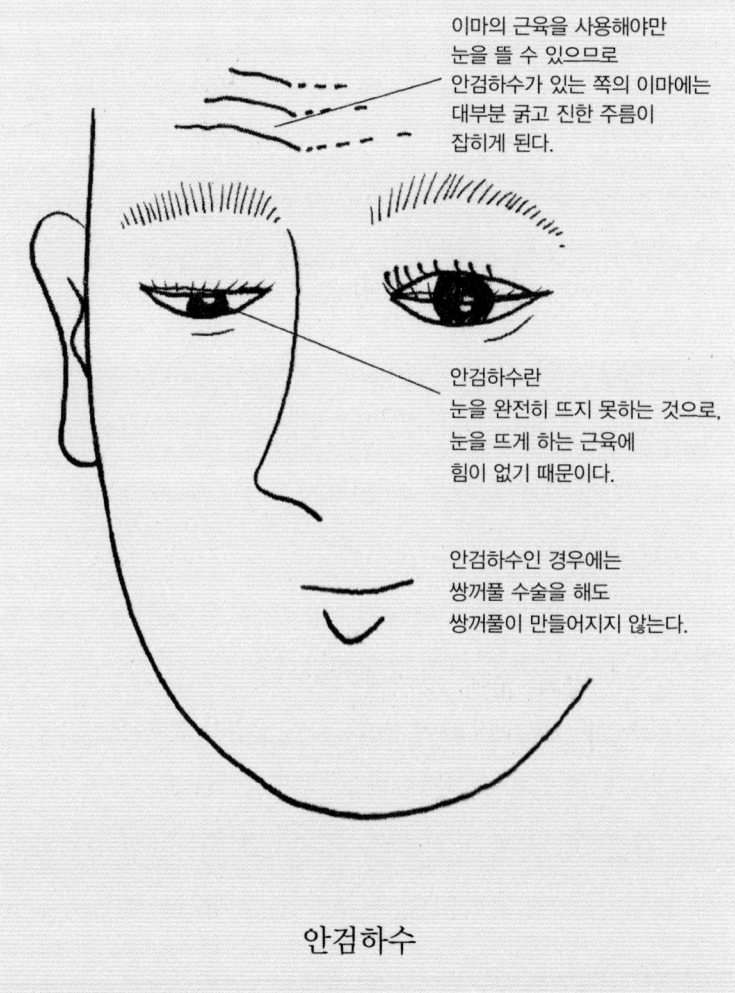

안검하수

이런 현상은 눈을 뜨게 하는 근육에 이상이 생기거나 신경이 손상되면 나타날 수 있다.

B양은 고교 3학년으로 늘 무엇을 볼 때 눈썹을 치키는 버릇이 있었는데, 그것을 자기 눈이 작기 때문이라고만 생각하고 있었다. 그래서 겨울 방학이 되면 쌍꺼풀 수술을 해야겠다고 마음을 다져먹곤 했다.

마침내 B양은 마음먹은 대로 수술을 받았다.

한데 성형외과 전문의에게 수술을 받지 않고, 친척 중에 성형 외과 진료를 하고 계시다는 분에게 수술을 받았다.

수술 후 B양은 더 큰 고민에 빠지게 되었다. 왜냐하면 쌍꺼풀은커녕 수술 받기 전보다 더 보기 싫게 되어버렸던 것이다. 수술을 하다보면 그럴 수도 있겠지 하고 다시 재수술을 받았지만 결과는 역시 마찬가지였다.

오랫동안 벼르고 별러 수술을 받았는데 오히려 하지 않은 것만 못하게 되었으니 기가 막힐 노릇이었다.

벙어리 냉가슴 앓듯 고민에 싸여 있던 B양은 다시 한번 용기를 내어 나를 찾아오기에 이르렀다.

B양을 진단해보니 바로 안검하수였다. 필자는 우선 안검하수에 대한 여러 가지 증상에 대해 자세히 설명해주고 재수술을 하기로 결정했다.

안검하수인 경우에는 아무리 쌍꺼풀 수술을 해도 쌍꺼풀이 잘 만들어지지 않는다. 눈을 뜨게 하는 근육이 수축할 때 눈꺼풀의 피부를 당겨 올려줘야만 쌍꺼풀이 만들어지는데 이 근육에 힘이 없으니 당연히 쌍꺼풀이 만들어지지 않을 수밖에.

수술 후 약 2개월간은 잠을 잘 때 눈이 다 감기지 않았다고 하는데 지금은 정상인과 거의 다름이 없게 되었다.

정신이 혼미한 사람처럼 보이던 B양의 눈에 쌍꺼풀이 또렷하게 자리잡자 얼굴 표정 전체에 생기가 감돌면서 관상학적으로도 좋은 인상으로 변했다.

관상학에서는 안검하수를 가난하지 않으면 단명할 상으로 보고 있는데, 수술을 받고 난 B양은 그것과는 거리가 먼 총명하고 생기 있는 눈의 소유자가 되었다.

63세의 C할아버지는 오른쪽 눈이 완전히 다 뜨이지 않았다. 본인은 그냥 짝눈이라고만 생각했다고 한다. 하지만 이 할아버지 역시 안검하수였다.

반쯤 내리 감긴 듯한 눈 때문에 C할아버지는 평소 남들한테 싫은 소리도 많이 들었단다. 하는 일이 조금만 안되어도 "늘 졸린 듯한 눈을 하고 있으니 오던 복도 달아난다."고 가족들한테 핀잔을 많이 들었다고 하소연했다.

C 할아버지 역시 B양과 똑같은 수술을 하였다.

수술을 받고 나자 양쪽 눈에 놀라울 정도로 생기가 돌았으며 탄력이 있어 보였다. 할아버지는 지금 아주 만족스러운 생활을 하고 계신다.

눈을 뜰 때 눈썹을 같이 치키는 사람, 이마에 유난스레 주름이 심하게 잡히는 사람, 쌍꺼풀 수술을 했는데 금방 풀렸을 경우에는 반드시 성형외과 전문의를 찾아야 할 것이다.

안검하수란 오진하기 쉽고, 또 근육이 얇아서 수술하기도 상당히 까다롭기 때문이다.

부부 애정에 이상이 생기면 눈가에 주름이 잘 생긴다
눈가 주름

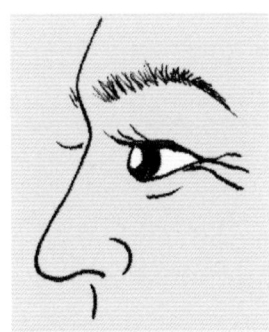

■ 눈가에서 머리카락이 있는 부분까지를 부부궁이라고 한다.

대개의 여성들은 25세를 고비로 하여 피부 노화가 시작된다고 한다. 개인별로 차이는 있겠지만 이렇게 피부 노화가 시작되면 무엇보다도 얼굴에 주름이 하나둘씩 늘어나게 된다.

특히 눈가에는 다른 부위보다 일찍, 그리고 깊이 주름이 잡히곤 한다. 그래서 대부분의 여성들은 눈가의 주름을 방지하기 위해 각종 팩이나 마사지를 하는 등 신경을 많이 쓴다.

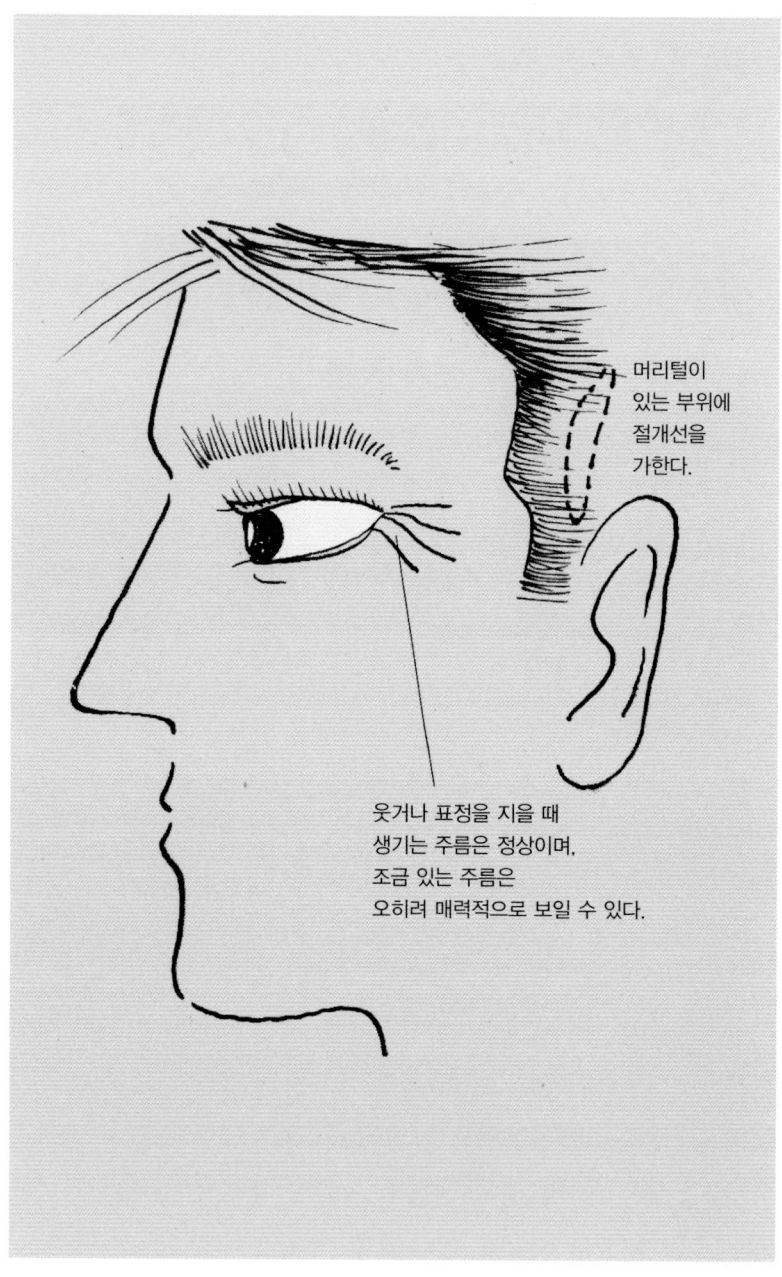

관상학에서 보면 눈가의 주름은 부부의 금실을 나타내는데, 이 부분에 유난히 주름이 많이 잡혀 있으면 부부 관계가 원만치 못하다고 한다.

눈가 주름 수술로 되찾은 자신감과 활기
부부궁은 결혼 생활과 대인관계를 상징한다

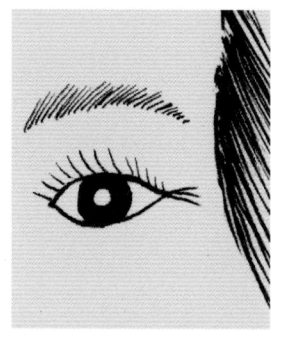

- 여자의 경우 오른쪽은 본인, 왼쪽은 남편으로 본다.
- 주름이 많으면 부부의 인연이 희박하여 서로 이상이 맞지 않으며, 구타하거나 늘 불만에 차 있게 된다.

관상적 눈가의 의미(부부궁에 대하여)

눈가는 관상에서 '부부궁'으로 불리며, 결혼 생활과 대인관계를 상징한다.

눈가가 맑고 잔주름이 없는 사람은 부부 생활에서 조화와 사랑이 잘 유지되며, 대인관계에서도 사람들과의 소통이 원활하다고 여겨진다.

반면, 눈가에 주름이 많거나 칙칙한 경우, 부부 관계에서 불화가 있을 수 있으며, 사람들과의 관계에서 오해나 갈등이 생기기 쉽다는 의미로 해석된다.

B씨는 32세의 젊은 나이에도 불구하고 눈가에 유난히 주름이 많다. 그 주름은 얇고 촘촘하게 자리 잡아 그녀의 외모를 실제보다 더 나이 들어 보이게 만들었으며, 인상 자체를 무겁게 보이도록 했다.

특히 웃을 때마다 눈가 주름이 두드러지며, 이로 인해 밝게 웃어도 표정이 어딘가 피곤하고 지쳐 보이는 인상을 남겼다.

B씨는 이 주름 때문에 늘 고민해 왔고, 눈가 주름이 그녀의 대인관계와 자존감에 영향을 주고 있었다.

B씨는 몇 달 전 중요한 미팅에서 눈가 주름 때문에 당황한 적이 있었다.

고객이 그녀의 나이를 묻자 예상보다 많은 나이를 짐작하는 듯한 미소를 보였고, 그 순간 B씨는 자신이 외모로 인해 오해를 받고 있다고 느꼈다.

이후로 사람들 앞에서 웃는 것이 꺼려졌고, 점점 자신감이 사라졌습니다. 결국, 그녀는 병원을 찾아 눈가 주름을 해결하기로 결심했다.

보톡스 등의 눈가 주름 제거 시술 후, B씨의 얼굴은 이전보다 훨씬 밝고 생기 넘치는 인상을 주게 되었다.

눈가가 매끄러워지자 전체적인 인상이 한층 젊어 보였고, 미소

지을 때도 표정이 편안하고 자연스러워졌다.

외적인 변화는 주변 사람들의 반응으로 금세 드러났다. "훨씬 젊어 보이네요!"라는 칭찬이 자주 들려왔고, B씨는 자신감 있게 사람들을 대할 수 있게 되었다.

내적으로도 그녀는 주름에 대한 불안에서 벗어나, 사람들과의 대화에서 더 적극적이고 활발해졌다. 과거에는 미소를 감추려고 했던 자신이 이제는 거리낌 없이 활짝 웃을 수 있다는 사실이 그녀의 삶을 크게 바꾸어 놓았다.

눈가 주름 수술로 자존감 회복
부부궁은 부부의 인연과 결혼 생활의 중요 좌표

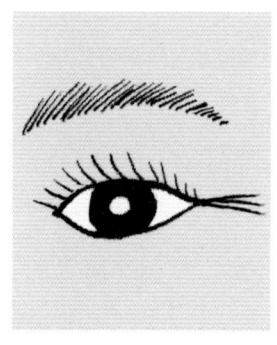

■ 부부궁이 균형 잡히고 맑을수록, 사람은 평화로운 부부 관계와 안정적인 가정생활을 이어갈 가능성이 크다.

부부궁, 즉 눈가 주변은 관상학적으로 부부의 인연과 결혼 생활을 나타내는 중요한 부분이다.

눈가가 맑고 주름이 적다면 부부관계가 원만하고, 대체로 안정적인 삶을 영위한다고 한다. 반면, 눈가에 지나치게 많은 주름이나 처짐이 있으면 부부 간의 불화나 소통의 문제가 있을 수 있다고 해석한다.

K씨는 42세 여성으로, 아직 젊은 나이임에도 불구하고 눈가에 유독 깊고 많은 주름이 생겨 필자를 찾아왔다. 처음 그녀를 마주했을 때, 스트레스가 극심했음을 눈가 주름에서 쉽게 알아챌 수 있었다. K씨는 결혼 생활에서 많은 갈등을 겪고 있었으며, 그녀의 피곤함과 고단함이 그대로 얼굴에 드러나 있었다.

K씨는 눈가 주름이 자신의 결혼 생활을 상징하는 것 같다고 고백했다. 남편과의 감정적 거리감, 그리고 직장에서의 스트레스가 겹쳐 눈가 주름이 더 심해졌다고 느끼고 있었다. 그녀는 이를 개선함으로써 자신의 인생을 새롭게 시작하고 싶다고 했다.

수술은 비교적 간단하게 진행되었다. 주름을 줄이고 눈가를 탄력 있게 만드는 절차를 통해 K씨는 눈매가 더욱 선명해졌고, 부드럽게 빛나는 인상을 되찾았다.

수술 후 몇 개월이 지나 K씨는 다시 필자를 찾아왔다.

그녀는 놀랍게도 결혼 생활이 눈에 띄게 안정되었다고 말했다. 남편과의 관계가 개선되고, 스스로도 자존감이 높아져 직장에서도 자신감 있는 모습을 보였다고 한다.

그녀의 눈가는 이제 더 이상 과거의 아픔을 드러내지 않았다. K씨는 내면의 변화가 외적인 변화로 이어졌고, 그로 인해 인생이 전반적으로 더 밝아졌다고 말하며 환하게 웃었다.

눈가 점 제거로
부부궁 회복과 행복한 삶을 되찾다
눈가 부위는 부부인연, 대인관계, 인간관계 상징

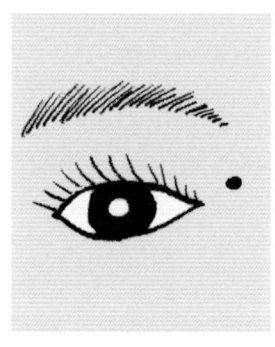

■ 부부궁에 검은 점이나 흠집이 있으면 악처나 악한 남편을 만날 상이다.

부부궁, 즉 눈가 부위는 부부의 인연, 대인관계, 그리고 인간관계 전반을 상징하는 관상학적으로 중요한 자리이다.

이곳이 맑고 깨끗하면 부부나 대인관계에서 원만함과 행복이 따르지만, 주름이 깊거나 흉터, 점이 있으면 관계에서 문제가 생기거나 고통이 따를 수 있다고 여겨진다.

56세의 W씨는 눈가에 크고 보기 싫은 점이 하나 있어 이를 제거하고자 필자를 찾아왔다.

점은 비교적 눈에 잘 띄었고, 그로 인해 사람들과 눈을 마주치는 것이 불편하다고 했다. 특히 남편과도 눈을 피하게 되었고, 그로 인해 감정적으로도 소통이 어렵다고 털어놓았다.

그녀는 이 점이 자신의 인생에 악영향을 미치는 것 같아 그것을 떼어내고 새롭게 시작하고 싶다고 말했다.

W씨의 눈가 점은 다소 깊었지만, 제거하는 과정은 비교적 간단했다. 레이저 치료로 흉터 없이 점을 제거하고, 주변 피부도 미세하게 다듬어 좀 더 깨끗한 인상을 만들었다.

수술이 끝난 후, 그녀는 눈가가 밝아지고 더 맑아 보이는 모습을 확인할 수 있었다.

몇 달 뒤, W씨는 다시 필자를 찾아와 감사의 말을 전했다.

점 하나를 없앴을 뿐인데, 마음도 훨씬 가벼워지고 사람들과의 관계가 눈에 띄게 좋아졌다고 했다. 특히 남편과의 관계가 크게 개선되었고, 눈을 맞추는 대화가 늘어나며 정서적으로 가까워졌다고 말했다.

그녀는 외적으로도 자신감을 되찾았고, 그 변화가 내면의 긍정적인 에너지로 이어졌다며 기쁜 얼굴로 이야기했다.

W씨의 인생은 그 작은 점을 제거한 후, 더 밝아지고 더 행복해졌다는 것이다.

K씨는 유난히 눈가에 주름이 많고, 또 깊게 잡혀 있었다. 보통 웃을 때 자연스럽게 만들어지는 주름은 귀엽게 보이기도 한다. 그

러나 K씨의 경우에는 그 정도가 심해서 아직 사십대 중반임에도 불구하고 마흔이 훨씬 넘어 보였다.

친구들 사이에 있으면 마치 큰언니처럼 보여서 다른 사람들에게 놀림감이 되기도 했다.

젊었을 적엔 피부가 곱다고 남들에게 부러움을 많이 샀었는데, 차츰 나이가 들자 급속도로 주름이 생기기 시작하더니 나중에는 걷잡을 수 없을 지경이 되었다.

사실 그녀는 남편과 그리 사이가 좋지 못했는데, 그렇다고 해서 남편에게 새 애인이 생긴 것은 절대 아니었다. 특별한 문제가 없는데도 늘 남편과의 사이가 원만하지 못하고 티격태격하는 일이 많았다.

K씨는 스스로 생각하기를, 아마도 외모에 자신감이 없어졌기 때문이 아닌가 싶기도 했다. 요즘 들어서는 남편의 행동까지 수상하게 보이고 자꾸만 의심이 늘어갔다.

이런저런 고민 끝에 필자를 찾아온 K씨는 그 동안의 마음 고생을 하소연하며 수술 받기를 원했다.

수술은 귀 앞의 머리카락이 나있는 부분을 통하여 눈가를 이루는 안륜근의 외측을 절제하여 상하로 벌려주는 방법으로 하였다. 이렇게 수술할 경우에는 안면신경을 다치지 않도록 세심한 주의를 기울여야 한다

수술 후 K씨는 남편에게 "십 년은 더 젊어 보인다"는 말을 듣고 무척이나 기뻤다고 한다. 그것을 계기로 부부는 함께 취미 생활

도 즐기면서 모처럼 만에 화해 무드에 싸이게 되었단다.

이렇게 남편한테 자신감이 생기자 모든 일에 적극적으로 임할 수가 있었고, 남편을 의심하던 예전의 마음은 봄눈 녹듯 사라졌다고 한다. 또 동창회나 계모임에도 젊었을 때 못지 않게 떳떳이 나설 수가 있게 되었다.

지금까지 얘기한 K씨뿐만 아니라 우리 주변을 둘러보면 주름 때문에 심각하게 고민하는 여성들을 흔히 발견할 수 있다.

어떤 여성들은 주름을 없앨 수만 있다면 아무리 값비싼 화장품이라도 서슴없이, 그리고 무엇이든 정신없이 사들이기도 한다. 또 나이에 걸맞지 않다 싶을 정도로 지나치게 화려한 모습으로 꾸미는 경우도 있다.

이런 모습들은 아마도 젊음을 오랫동안 간직하고 싶은 욕망이 그만큼 크기 때문일 것이다.

하지만 이렇게 생각해 보는 것은 어떨까?

어차피 사람은 누구나 늙게 되고 나이를 먹지 않을 수 없다. 그것이 인간의 절대 현실이다. 영생을 누리겠다고 애타게 불로초를 찾던 진시황도 끝내는 죽음을 맞이하지 않았던가. 그러니 오히려 나이를 먹고 주름이 생기는 현실을 자연스럽고 당당하게 받아들이는 마음 자세를 가져보는 것은 어떨까 싶다.

좀 더 여유 있는 마음가짐으로 나이에 어울리는 성숙한 아름다움을 추구하는 모습에서 더 젊은 삶의 향기가 배어날 것만 같다.

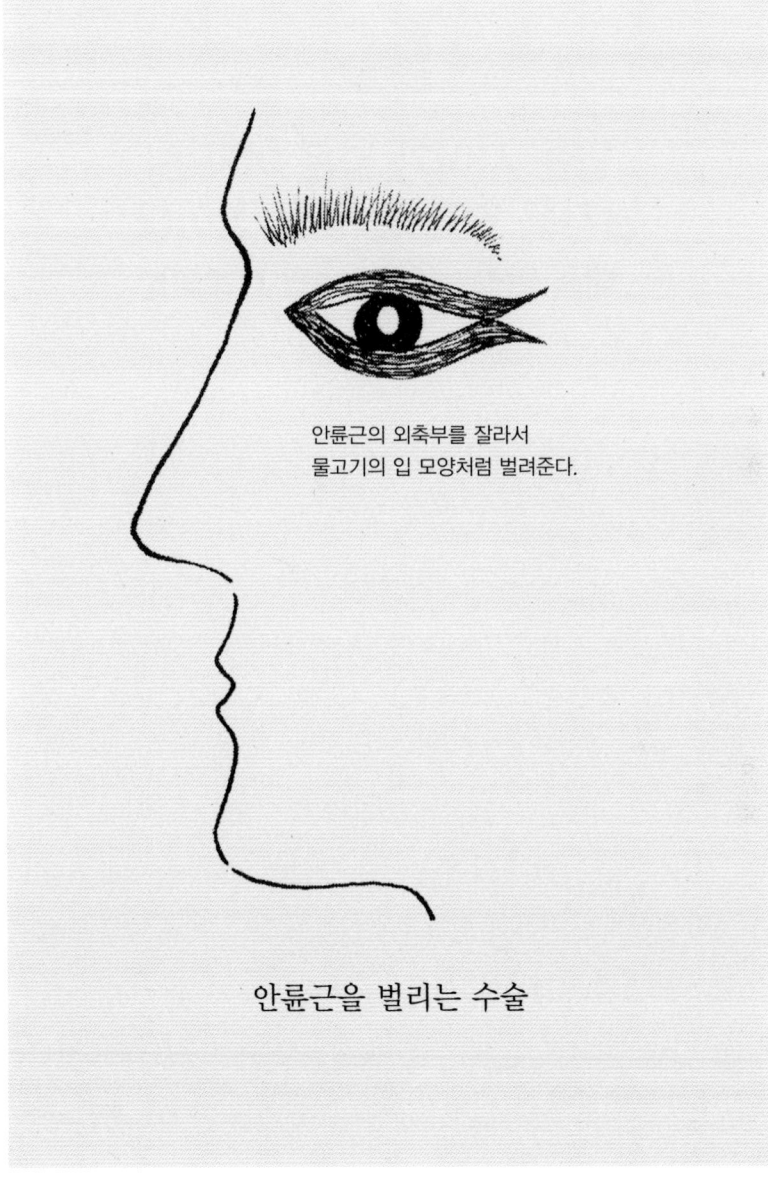

안륜근을 벌리는 수술

> ##
> # 양눈 사이가 넓은 여자는
> # 남자를 일찍 알게 될 상이다
> ### 내측 안각 성형술(일명 앞트임)

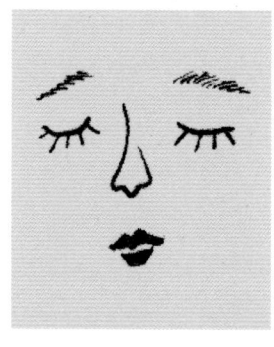

- 눈과 눈 사이를 산근이라고 한다(질병궁이라고도 한다).
- 산근이 약하면 부모에게 재산을 물려받지 못하며, 만약 재산을 물려받는다고 해도 40대 초반에 탕진하고 만다.
- 사마귀나 흠집이 있으면 평생 신병으로 고생하며 목적한 바가 있어도 여러 번 깨지고, 부부 이별하며 주거를 여러 차례 옮기고 재산을 탕진하며 고생이 많다.
- 폭이 넓은 사람은 세상일에 대해 잘 알며, 여자는 일찍 결혼할 상이다. 이는 일찍 몸을 허락한다는 뜻이다.

유난히 눈과 눈 사이가 넓어 보이는 사람이 있다. 특히나 우리 나라 사람들에게는 이른바 몽고추벽이라는 것이 눈의 내측에 있어서 눈 사이가 벌어져 보인다.

이곳이 넓으면 대개는 어수룩하고 마음씨 좋아 보이게 된다. 관상학에서는 이렇게 눈 사이가 넓은 여자는 남자에게 몸을 빨리 허락할 상이라고 한다.

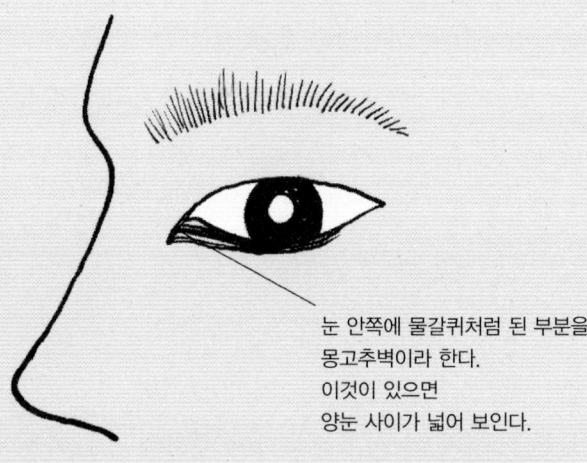

눈 안쪽에 물갈퀴처럼 된 부분을
몽고추벽이라 한다.
이것이 있으면
양눈 사이가 넓어 보인다.

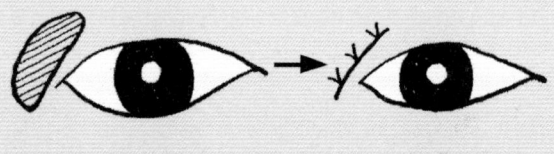

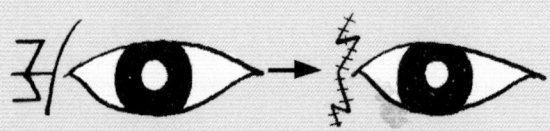

몽고추벽 제거 수술 방법

D양은 눈과 눈 사이가 넓은 편이며 외꺼풀인 아가씨였다.

그리 썩 잘 생긴 모습은 아니었지만, 스스로는 부모님께서 물려주신 얼굴에 만족하며 생활하고 있었다.

그러던 어느 날 D양은 직장 동료들로부터 충격적인 말을 듣게 되었고, 결국에는 수술을 하기로 마음먹고 필자를 찾아왔다.

흔히 회사에서 회식이 있으면 1차, 2차를 거쳐 3차에는 필히 나이트 클럽에 가곤 하는데 그곳에만 가면 남자 동료들이 유독 D양에게만 서로 춤을 추자며 은근한 손길을 뻗치곤 하는 것이었다.

그럴 때마다 D양은 조금 당황스럽기는 했지만 별로 기분이 나쁘지는 않았다. 오히려 자신의 여성적인 매력이 돋보이는 것 같아서 마음 한편으로는 으쓱한 기분마저 들었다.

그런데 이게 웬일인가?

우연한 기회에 D양은 마음속으로 좋아하던 한 남자 직원에게 이런 말을 듣게 되었다.

"남자 동료들 사이에 인기가 그렇게 좋았던 것은 D양의 얼굴이 관상학적으로 쉽게 마음을 허락할 것처럼 보였기 때문이었다. 그래서 누구든 어려워하지 않고 한번씩 손길을 뻗쳤던 것이다."

그 말을 듣는 순간 '아뿔싸!' 하늘이 노랗게 보이면서 정말 죽고 싶었다고 했다.

게다가 회사 동료들 간에 오고가는 진한 농담 속의 대상도 바로 자기였다니…….

눈밑이 푸르면 어젯밤 성관계를 가진 것이며, 특히 D양처럼 눈과 눈 사이가 넓으면 아무에게나 몸을 잘 허락한다는 그런 농담까지도 말이다.

D양은 필자를 만나자마자 대뜸 따지듯 물어보기를, "정말 저같이 생긴 얼굴을 관상학에서는 그렇게 보나요? 그렇다고는 해도 이런 관상을 타고난 사람에게도 무슨 해결책이 있지 않겠어요?"하는 것이었다.

필자는 그녀의 질문에 어떻게 대답해줘야 할지 실로 막막했다. 우선은 D양의 마음부터 가라앉히는 것이 중요할 듯 싶었다.

그래서 눈 사이가 넓으면 마음이 넓다는 것을 뜻하기 때문에 결국 남자의 청까지도 들어주는 경우가 많음을 두고 그렇게 해석하지만, 중요한 건 몸을 허락한다는 게 아니라 마음이 넓다는 것이라는 격려의 말과 함께 개운법에 대해서도 자세히 설명해주었다.

수술 후 D양의 눈은 몰라보게 달라졌다. 그리고 회사에서도 괜한 오해를 사는 일이 없어졌으며 놀림도 받지 않게 되었다.

내측 안각 성형술에는 여러 가지 방법이 있지만 눈을 가리고 있는 추벽을 제거해 주는 것이 수술의 목적이다.

그렇지만 너무 완벽하게 제거하면 평소에는 보이지 않던 눈 내측의 속까지도 보이게 되므로 적당량의 추벽 제거가 주요 관건이 된다.

물론 정밀한 부분이므로 6배의 확대경을 착용한 상태에서 수술해야만 좋은 결과를 얻을 수 있다. 이 수술은 눈 안쪽을 째는 것이다.

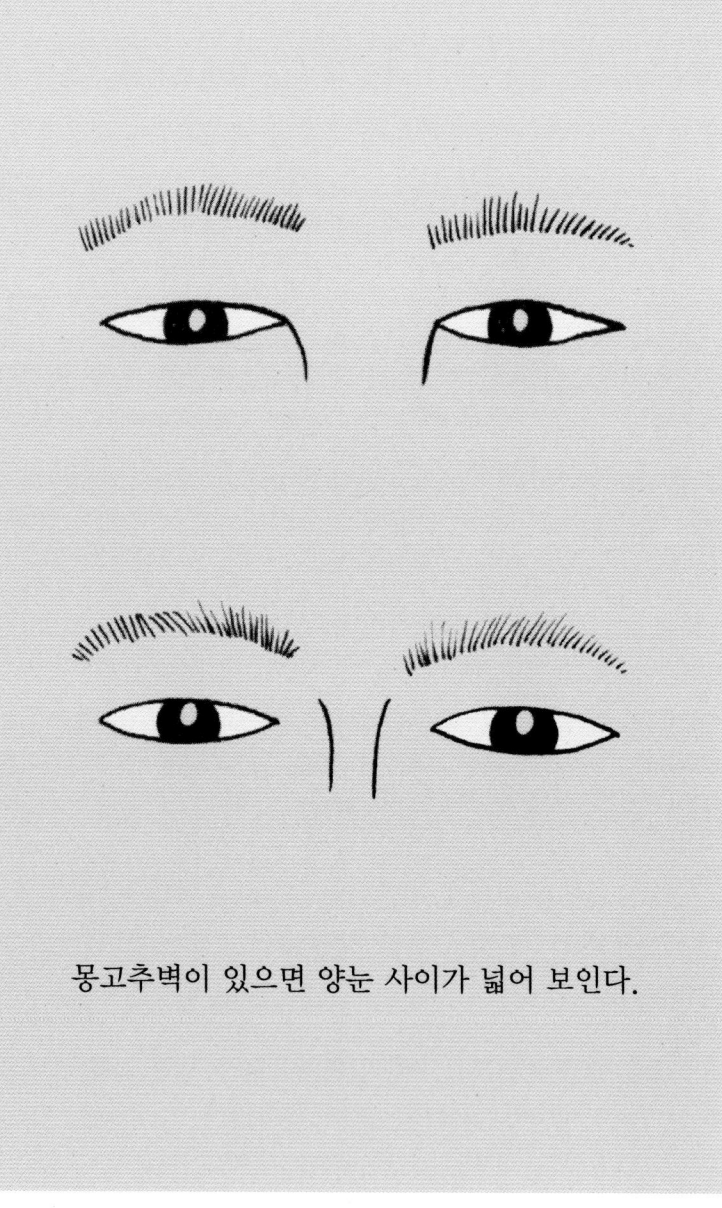

몽고추벽이 있으면 양눈 사이가 넓어 보인다.

눈끝이 처져 있으면 부부가 생이별할 상이다
외측 안각 성형술

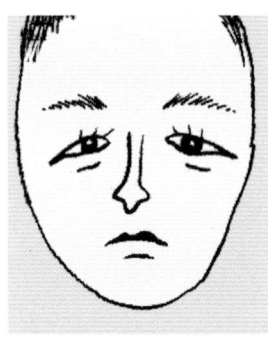

- 눈끝이 아래로 처져 있으면 부부가 생이별할 상이다.
- 눈꼬리가 치켜 올라가고, 특히 이마까지 나왔다면 성질이 포악하다.

인상이 순하게 보이느냐, 악하게 보이느냐의 관건은 눈꼬리의 모양이 어떻게 생겼는가에 달려 있다고 해도 과언이 아니다.
대개 눈꼬리가 아래로 처져 있으면 순하고 어질며 착하게 보인다. 반면 눈꼬리가 위로 치켜 올라가 있으면 사납고 날카로워 보이는 경향이 있다. 물론 얼마나 아래로 처져 있는가, 또 위로 치켜 올라가 있는가에 따라 그에 비례해서 인상이 변하게 된다.

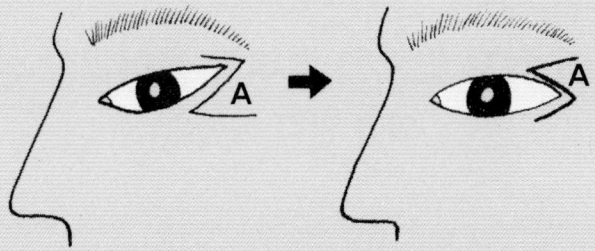

눈의 외측 부분과 A부분의 자리를 바꾸면
눈꼬리가 올라간 것을 교정할 수 있다.

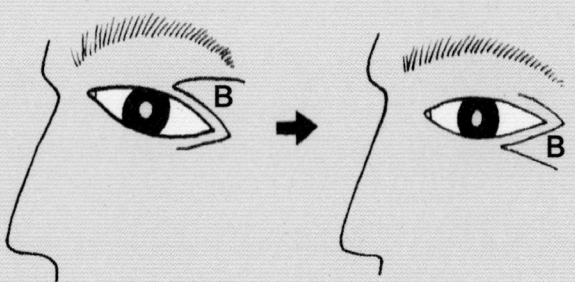

눈의 외측 부분과 B부분의 자리를 바꾸면
눈꼬리가 쳐진 것을 교정할 수 있다.

관상학에서는 눈 끝이 아래로 처져 있으면 부부가 생이별할 운이라고 한다.

F씨는 눈꼬리가 심하게 처져 있는 얼굴이었다. 하지만 그렇다고 해서 F씨의 부부금실이 좋지 못한 것은 아니었다.

젊었을 적엔 순하게 보여 인자하게 생겼다는 말도 많이 들었다. 그러나 나이를 먹어가면서 눈꼬리가 자꾸 처지고 피부까지 같이 처지는 바람에 우선 시야에 장애가 왔다.

더욱이 자기는 별생각 없이 그냥 앉아 있는데도 친구들이 보기에는 무슨 큰 근심거리나 있는 것처럼 느껴지는 모양이었다. 그래서 요즘 하는 일이 어렵느냐는 식의 질문을 많이 받는다고 했다.

나 혼자만 사는 세상도 아니고 여러 사람과 어울려 사는 세상이니까 남의 말에도 귀를 기울일 필요가 있다고 생각되어 수술을 결심하고 필자를 찾아 왔다.

F씨의 경우는 눈꼬리 피부를 걷어 눈꼬리를 정상 위치로 올려 주는 수술을 하기로 하였다.

수술을 받은 후 눈꼬리는 정상적인 위치인 수평으로 되었고, 처진 눈의 피부가 잘 걷어올려져 탄력까지 생기게 되었다.

수술 후의 변모된 관상으로 인하여 F씨의 부부 생활도 차츰 좋아졌으며 왠지 하루하루의 생활이 즐겁고 생기가 솟는 듯하다고 했다.

F씨와는 반대로 E씨는 눈꼬리가 지나치게 올라가 있어 인상이 사나워 보였다. 자영업을 하는 E씨는 이런 인상 때문에 뜻하지 않은 불이익을 당하곤 하였다.

주로 사람들과 만나서 일을 처리해야 하기 때문에 인상이 좋으냐, 그렇지 않느냐에 따라 거래처와의 관계가 결정되었다. 특히 신뢰감을 주는 게 일의 성패를 가늠하는 관건이었으므로 호감이 가는 인상을 유지하는 것이 아주 중요했다. 그런데 언젠가 새로운 거래처와 처음으로 일을 시작할 무렵이었다.

거래처도 믿을 만하고 수주량도 많아서 E씨는 매우 신중하게 일을 처리하고자 노력하였다. 평소 인상이 사나워 보인다는 얘기를 많이 듣는 터라 안경이라도 써서 인상을 부드럽게 하려고 안경점까지 찾기도 하였다.

이런 노력 때문인지 일은 순조롭게 진행되었다. 마지막으로 남은 일은 거래처의 사장과 면담을 하는 것뿐이었다. 한데 면담을 하고 난 다음, 무슨 이유에서인지 거래처의 사장으로부터 정중하게 거절을 당하고 말았다.

특별히 잘못한 일이 없었다고 생각한 E씨는 억울한 마음으로 거래처의 잘 아는 사람에게 그 이유를 알아보았다. 그랬더니 그 이유인즉, E씨의 인상이 너무 매섭게 보여서 왠지 신뢰감이 가지 않는다는 얘기였다. 그 일을 계기로 해서 E씨는 필자를 찾아와 수술을 받고자 하였다.

E씨의 경우는 눈꼬리를 아래로 내려주는 수술을 하기로 했다. 눈의 외측 부분과 눈꼬리 아래 부분을 자리 바꿈 해서 눈의 수평을 유지해 주는 것이었다. 수술 후 E씨는 남들에게 인상이 부드러워졌다는 소리를 많이 듣게 되었다고 한다.

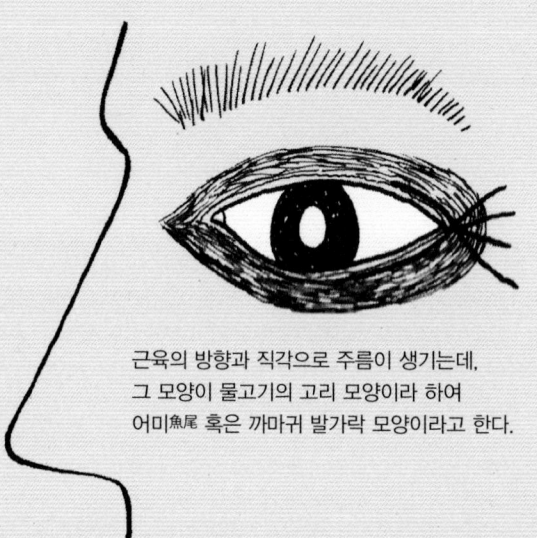

근육의 방향과 직각으로 주름이 생기는데,
그 모양이 물고기의 고리 모양이라 하여
어미魚尾 혹은 까마귀 발가락 모양이라고 한다.

외측 안각에 주름이 생기는 이유

형제간의 우애가 좋으면 눈썹도 좋다
눈썹

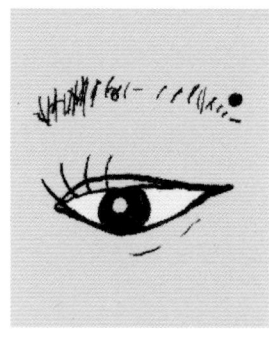

- 눈썹이 산란하거나 드물고 지저분하면 형제간의 인연이 희박하며, 참을성과 융통성이 없어 자기 주장만 한다.
- 눈썹이 거칠면 마음도 거칠다.
- 눈썹이 눈보다 짧으면 곤궁하다.
- 이중 눈썹은 이복 형제나 이복 부모를 뜻한다.
- 눈썹 꼬리에 사마귀나 점이 있으면 사업으로 인해 실패할 수 있다.
- 눈썹이 끊어지면 육친과 사별한다.

옛날에는 여러 형제들이 한 집안에서 같이 생활하는 대가족 형태였기 때문에 가족의 화목을 다지기 위해선 무엇보다 형제간의 우애가 중요했다.

그러나 요즘 들어서는 핵가족이 되다보니 형제간에도 멀리 떨어져 분가해 사는 경우가 많고, 또 그만큼 서로 오고가는 정이 옛날만은 못한 것 같다.

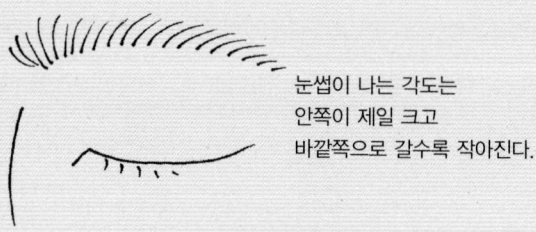

눈썹이 나는 각도는
안쪽이 제일 크고
바깥쪽으로 갈수록 작아진다.

눈썹은 하루에 0.16mm씩 자라며
한달 간 성장하고 석달 간은 성장을 멈춘다.

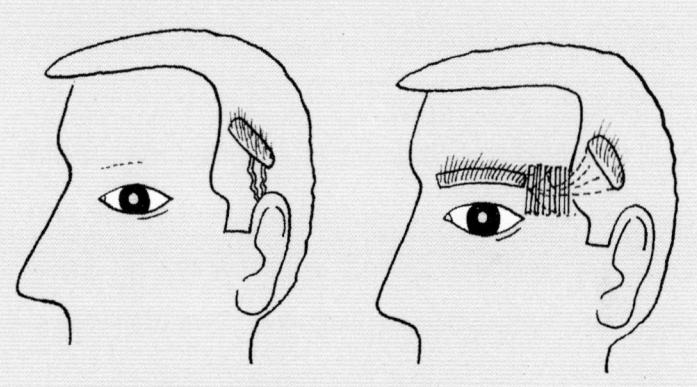

**혈관과 함께 피부 속 터널을 통과 시켜
눈썹을 만드는 방법**

게다가 현대인들의 생활이라는 게 매일 매일 정신없이 바쁘기 때문에 일부러 시간을 내어 만나지 않으면 일년에 한번 정도 만나기도 힘들다.

그렇기는 해도 형제간의 정만큼 끈끈하고 마음 푸근한 것이 없을 성싶다. 어려운 일을 당하거나 마음 아픈 일이 생기면 아무 조건 없이 서로 도와주려고 나서는 사람이 바로 형제들인 것이다. 관상학에서 보면 이러한 형제간의 우애를 나타내는 곳이 눈썹의 모양새라고 한다. 형제가 적더라도 우애가 좋은 사람은 눈썹이 부드럽고 진하며 잘생겼다.

K씨는 2년 전에 사고를 당해 눈썹 부위가 찢어졌다. 상처는 다 나았지만 상처가 났던 부위의 눈썹이 나지 않아 마치 끊어진 눈썹처럼 보였다.

평소 관상학에 관심이 많았던 K씨는 "눈썹이 끊어지면 육친과 사별할 운이 될 수 있다."는 것이 마음에 걸려 필자를 찾아왔다. K씨의 눈썹을 보니 관상학적으로도 좋지 못했지만, 우선은 그냥 보기에도 별로 좋은 인상을 주지 못했다. 수술은 머리카락 몇 개를 눈썹이 나지 않은 부위에 심는 방법으로 행하였.

그런데 이렇게 심은 눈썹은 머리카락처럼 계속 자라기 때문에 정기적으로 손질해주는 것이 필요하다.

J씨의 경우는 K씨와는 달리 어렸을 때부터 눈썹이 듬성듬성하고 지저분해 보였다고 한다. 여자라면 화장으로 매일 눈썹을 그리고 다닐 수도 있겠지만 남자인 까닭에 그것도 쉬운 일이 아니

었단다.

그런데 이런 형태의 눈썹은 관상학에서 보면 형제의 인연이 희박하고 참을성이 없으며 융통성이 부족해서 자기 주장을 많이 하는 상이다.

물론 J씨가 꼭 그렇다는 말은 아니다. 통계학적으로 볼 때 그럴 확률이 높다는 말일뿐이다.

어쨌건 간에 J씨의 경우는 본인이 생각하는 것보다 눈썹의 모양이 그리 나쁜 편은 아니었다.

J씨 역시 K씨와 마찬가지 방법으로 수술을 행하였다. 수술 후 J씨는 결과에 무척 만족해했고, 자신의 외모에 자신감이 생겼다며 기쁜 소식을 전했다.

눈썹이 흠없이 윤택하면 초목에 싱싱하게 물이 올라 마침내 풍성한 열매를 맺으니 어찌 부자가 안 될쏘냐.

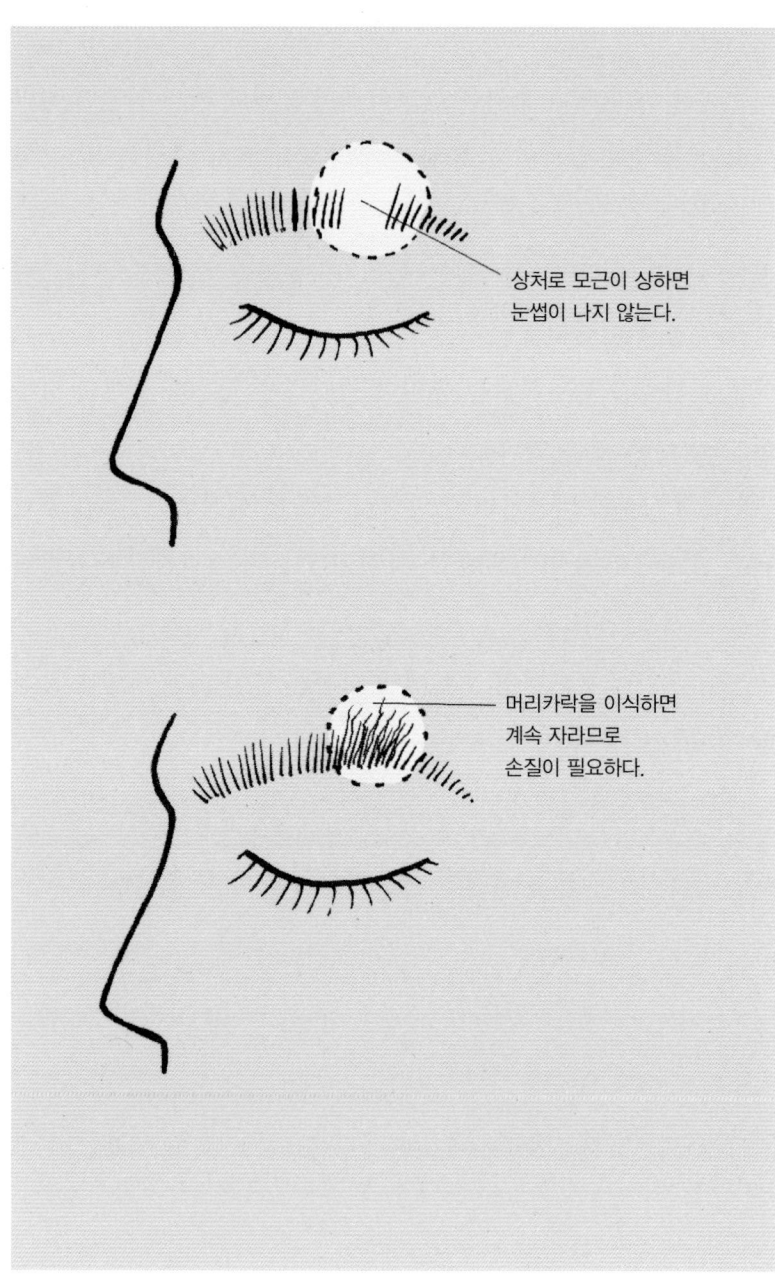

코가 잘 생기면 하는 일마다 척척
융비술

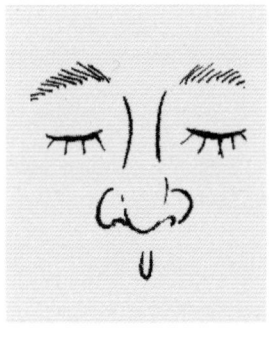

- 코는 높고 풍후하고 반듯하며, 구부러지거나 꺽이지 않아야 한다.
- 콧잔등에 세로 주름이 나 있으면 자식이나 남편의 건강이 나쁘며 양자를 얻을 상이다.
- 콧잔등에 가로 주름이 나 있으면 질병과 교통 사고에 조심하라.
- 메부리코는 욕심이 많고 냉정하며 이기적이다.
- 콧잔등에 흠집이 한 개 있으면 실패를 한 번, 두 개 있으면 두 번 한다.
- 코가 휘어져 있으면 외롭고 하는 일마다 막히기 쉽다.

코는 얼굴의 한가운데 위치하고 있으며, 또 입체적으로 생겼다. 그래서 정면에서 볼 때는 미인이던 얼굴도 옆에서 보면 심한 매부리코라 실망하는 경우가 있다.

반대로 앞 얼굴은 별로 잘생기지 않았는 데도 옆 얼굴에 맵시가 있어 좋은 인상을 주기도 한다.

필자가 알고 있는 어떤 사람은 책상에 앉아 일을 하고 있는 여자의

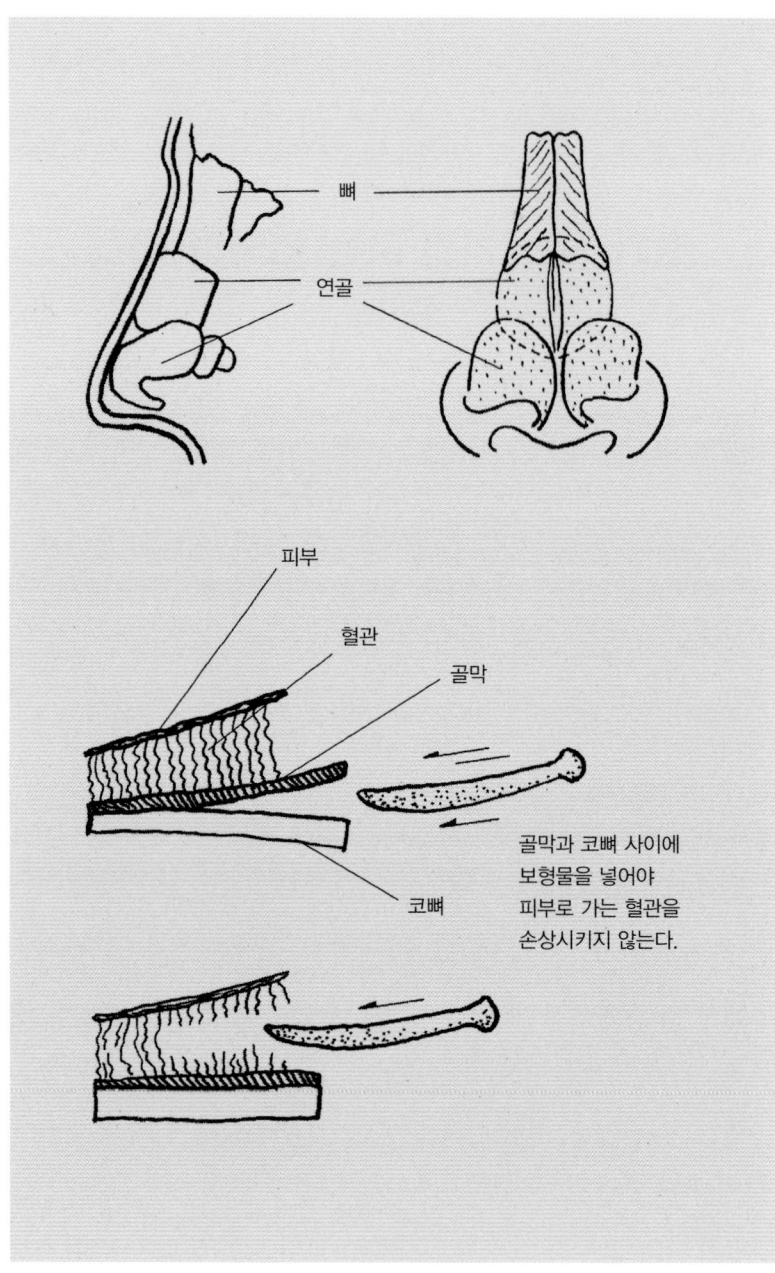

옆 얼굴에 반해 결혼을 결심했다고 한다.

이렇듯 코는 입체적으로 생겼기 때문에 코 수술을 할 때도 어느 한 면만 보고 그것을 기준으로 판단해서는 안된다. 다각도로 살펴보고 자신의 얼굴에 가장 잘 어울리는 코 모양을 알아보아야만 한다.

관상학적으로는 눈 밑에서 코를 포함하여 입술 상부까지가 중년의 운을 나타낸다고 한다.

요즘은 일반 사람들도 관상학에 대해 어느 정도 관심을 갖고 관상학적 차원에서 성형수술을 받으러 오는 경우가 많다. 3~4년 전만 해도 좋은 인상, 부드러운 분위기를 살리기 위해 입사를 앞둔 젊은이들이 눈 수술을 받으러 오는 경향이 많았다.

그런데 최근 1~2년 사이에는 의외로 강인한 인상을 줄 수 있는 코로 만들어달라고 오는 사람들이 점차 늘어나고 있다. 아마도 개성 시대를 강조하는 요즘 추세를 반영하는 것이 아닌가 싶다.

H씨는 사업을 하는 분으로 최근 사업이 잘 되지 않아서 여러 군데 돌아다니며 점도 쳐보고 철학관에도 다녀 보았다고 했다. 한데 이상하게도 가는 곳마다 자기 코를 지적하면서 중년 운세가 코에서 약해진다며 코 수술을 권유하더란다.

실제로 H씨의 코는 누가 보더라도 상당히 낮았으며, 그러한 코를 보는 순간 아주 비천한 인상을 주었다.

코 수술은 생각보다 간단해서 성형외과 전문의라면 특별히 잘하고 못하고 할 것 없이 코의 해부학적 특성만 잘 알고 있으면 손

쉽게 수술할 수 있다.

코 수술을 할 때는 우선 치과에서 이빨을 해 넣을 때 이빨 모형을 만들듯 코의 모형을 만들어보게 된다.

H씨의 경우도 우선 이런 원리를 응용하여 눈썹에서부터 윗입술에 이르기까지 코의 모형을 만들었다. 이렇게 만든 코의 모형을 보고 H씨는 무척이나 놀랐다고 한다. 늘 코의 앞 모습만 보다가 새삼 옆모습을 보자 마치 딴사람인양 느껴졌다는 것이다.

그러고는 "이렇게 수술을 하는 것은 옷으로 치면 기성복이 아닌 맞춤옷을 해 입는 거나 마찬가지 아니겠느냐며 틀림없이 좋은 결과를 얻을 것 같다"고 자신감을 갖고는 수술 예약을 마친 뒤 집으로 돌아갔다.

수술은 국소 마취로 가능하며 환자의 코 모형을 바탕으로 해서 만든 실리콘 보형물을 콧속에 집어넣기만 하면 수술은 쉽게 이루어지는 것이었다.

먼저 콧구멍 언저리에서 코 안쪽으로 절개를 가하고 보형물이 들어갈 공간을 만들었다. 물론 수술 후 보형물이 흔들리지 않도록 코뼈의 골막 밑으로 실리콘을 넣는 것이 대단히 중요하다.

수술은 15분만에 완료되었다. 코가 많이 붓지 않도록 코 피부에 반창고 깁스를 하고 심을 넣었다.

석달 후에 필자를 찾아온 H씨는 "진작에 수술을 할걸……."이라고 말하면서 코가 반듯하고 윤곽이 뚜렷하니까 매사에 자신감이 생기고, 그 때문인지 거래하는 상대방도 "H씨의 코가 상대방에게 믿음을 준다."면서 거래를 잘 터주더라는 것이었다. 그리고 이렇게 한마디 덧붙이는 것이 아닌가?

"사업이 잘 되지 않아서 코수술을 받으러 오는 환자한테는 우선 외상으로라도 해주세요. 틀림없이 사업이 잘 되어 더 크게 보답할 거예요."

그의 말을 들으면서 필자는 묘한 기분에 사로잡혔다. 사실 필자가 그에게 해준 것은 물리적인 수술에 불과하지만 그는 그것을 통해 정신적인 자신감과 확신까지 얻을 수 있었던 것이다.

그런 생각이 들자 그의 말이 그저 단순하게 웃어넘기기보다는 뭔가 진리 같은 느낌으로 다가왔다. 이런 느낌을 받는 게 단지 필자만의 엉뚱한 상상력에서 비롯된 것일까?

코가 휘어지면 하는 일마다 막힌다
휘어진 코 교정술

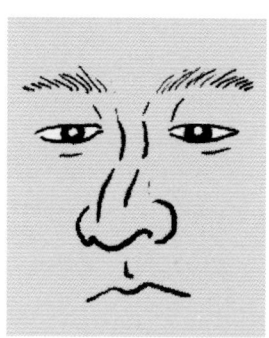

- 코가 구부러진 사람은 줏대가 없다.
- 코가 한쪽으로 휘어지면 하는 일마다 막힌다.
- 코가 왼쪽으로 휘어지면 부친이 먼저 돌아가시고, 오른쪽으로 휘어지면 모친과 인연이 없다.
- 코의 끝부분이 뾰족하거나 오그라지지 않아야 한다.
- 코가 곧지 못하고 틀어진 사람은 중년에 반드시 실패하거나 직업이 불안정해진다.
- 코뿌리가 낮으면 일찍 조업을 없애고 가난하게 살 상이다.

코는 양눈 사이의 중앙에서 시작하여 우리가 또는 위쪽의 3분의 1만 뼈로 구성되어 있고 나머지는 연골로 되어 있다.

양 콧구멍에 손가락을 넣어보면 콧구멍 사이가 통하지 않도록 막이 있는데, 이것이 비중격이다. 대개 누구한테 맞았다던가 아니면 심한 염증으로 코가 휘어지는 수가 있는데, 바로 이 부분이 휘어지는 것이다.

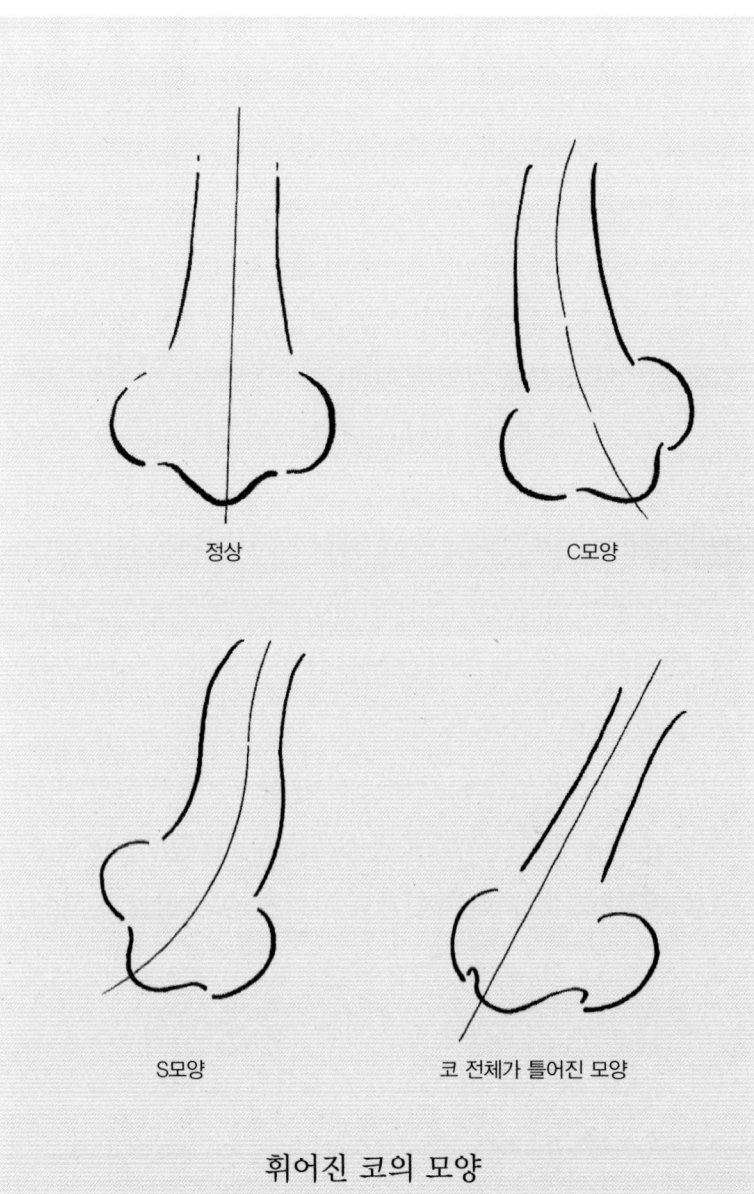

휘어진 코의 모양

코가 우리 얼굴에서 차지하는 관상학적 비중은 약 10% 정도이다. 그러나 재백궁이라고 하여 재운과는 아주 밀접한 관계를 갖고 있다.

10년 전에 G씨는 좋지 않은 일로 친구와 싸우다가 코뼈가 부러져 오른쪽으로 약간 휘어지게 되었다. 그 동안은 학교 공부 때문에 코에 대해 별 신경을 쓰지 않고 지냈는데, 막상 졸업을 하고 취직을 하려니까 모든 것이 뜻대로 되지 않았다.

성적은 좋은데도 면접만 보면 코가 휘어져 인상이 좋지 않다는 이유로 번번이 실패를 하곤 했다.

무슨 불량기가 있어서 그렇게 된 것도 아니오, 단지 친구와 싸운 후 그것도 좋은 마음으로 없었던 일로 해줄 만큼 심성도 착한데 그런 자신을 사회가 너무 몰라주는 것 같아서 원망 섞인 한숨만 자꾸 늘어갔다.

그러던 어느 날 우연찮게 관상학 책을 펼쳐보니까 코가 비뚤어져 있으면 하는 일마다 막히는 것은 물론이려니와, 특이나 오른쪽으로 비뚤어져 있으면 모친과도 사이가 좋지 않다고 되어 있는 게 아닌가?

그 일을 계기로 G씨는 수술을 받기로 결심했다.

G씨의 경우는 부러진 코뼈를 먼저 분해한 후, 그 뼈를 제자리에 갖다놓고 뼈가 부러질 때 휘어진 비중격을 바로잡으면 된다. 수술은 국소 마취로도 가능하며 일주일 후 모든 치료가 끝난다.

수술을 받은 후 마침내 G씨는 취직을 했는데, 전통 있는 모 회사의 영업사원이었다.

이제는 우뚝하게 잘생긴 코 때문에 고객들에게 믿음과 신뢰감을 주어 인기 있는 영업사원이 되었고, 또 영업 실적도 뛰어나 회사에서도 아주 인정받는 직원이 되었단다.

사실 얼마 전까지만 해도 '남자가 무슨 외모 때문에 성형 수술까지 받나?'라고 생각했던 자신이 지금은 남자도 성형수술로 인생을 바꿀 수 있다면 오히려 권장하고 다닌다고 한다.

이 세상에 혼자서만 살 수 있다면 얼굴이나 행동에 그다지 관심이 없을 것이다. 아니, 관심을 둘 필요조차 없을 것이다. 하지만 사람이란 언제 어디서든 다른 누구와 계속해서 관계를 맺지 않고는 정상적으로 살아가기가 힘들다.

사회라는 것은 남으로 인해 자기 행동을 취해야 하는 부분이 많기 때문이다. 그래서 아침마다 세수도 하고, 화장도 곱게 하는 것이 아닐까? 가능하면 남들이 볼 때 자신의 분위기가 좋았으면 하는 게 모든 사람들의 생각이다.

그래서 필자 역시 매일 아침이면 거울 앞에 서서 오늘 만날 사람들을 떠올리며 환하고 보기 좋은 표정을 연습하는지 모르겠다.

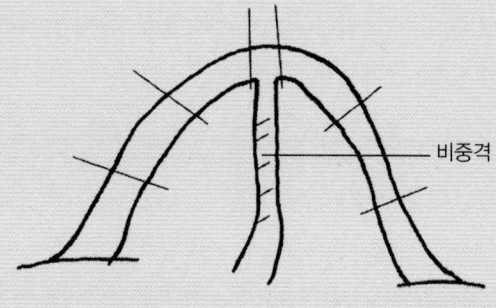

비중격

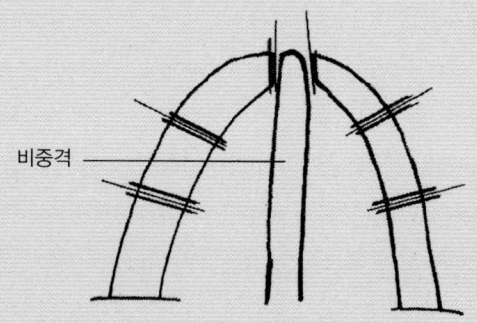

비중격

휘어진 코뼈의 각 부위를 절단·분해하여
정상적인 모양이 되도록 교정한다.

코 성형으로 재정 운을 변화시킨 이야기
코는 재백궁이며, 재물과 재정 운 나타내는 중요 부위

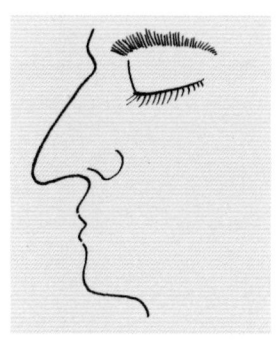

■ 재백궁이 균형 잡히고 건강하면, 재정적으로 안정적이며 풍요로운 삶을 영위할 가능성이 크다.

관상학에서 코는 재백궁財帛宮이라 불리며, 재물과 재정 운을 나타내는 중요한 부위이다.

코가 곧고 풍만하며 균형 잡혀 있으면 재물이 모이고 재정적으로 성공할 운을 타고났다는 의미로 해석된다. 반면 코가 낮거나 휘어져 있으면 재정적 어려움이나 실패를 암시하는 경우가 많다.

P씨는 55세의 남성으로, 그의 코는 낮고 넓게 퍼져 있어 관상학

적으로 재백궁이 약하다는 평가를 받는다.

최근 그는 몇 년간 사업에서 계속해서 손해를 보며, 경제적으로 많은 어려움을 겪고 있었다. 주변에서는 그의 코를 보고 '돈이 모이지 않는 얼굴'이라며 은근한 농담을 던지곤 했다.

P씨는 그러한 이야기에 민감하게 반응하며, 자신도 재정적인 문제와 코의 상관관계를 의식하게 되었다.

경제적 어려움 속에서 그는 자신의 운을 바꿔보겠다는 결심으로 코 성형, 융비술을 결심했다.

수술 후, P씨의 코는 더 높아지고 정교하게 다듬어져 인상이 한결 세련되어 보였다. 주변 사람들은 그의 변화를 눈치채고, 그의 코가 과거와 다르게 강하고 확신에 찬 인상을 준다고 평가했다.

수술 후 P씨는 외적으로 더 강렬한 인상을 주는 코를 가지게 되어, 사람들 사이에서 더욱 주목받기 시작했다. 그의 얼굴은 더욱 균형 잡혀 보였고, 자신감도 눈에 띄게 향상되었다.

내적으로는 코의 변화가 그의 재정 운을 바꿀 것이라는 강한 믿음을 가지게 되었으며, 실제로 그는 사업에서 중요한 계약을 성사시키고 재정적으로 회복의 길에 접어들게 되었다.

P씨는 이제 자신의 코가 재물을 불러들일 것이라는 확신과 함께, 삶을 더 적극적으로 대하는 태도를 가지게 되었다.

매부리코인 사람은 욕심이 많다
매부리코

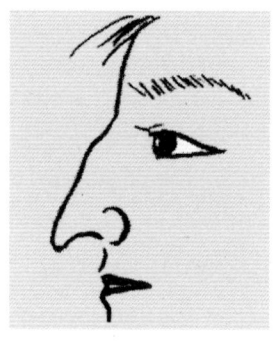

- 재백궁인 코가 구부러져 있거나 비뚤어져 있으면 재운이 약하여 항상 돈에 궁핍하다.
- 매부리코는 욕심이 많고 냉정하여 이기적이고 팔자가 세다.

웬일이지 필자의 경험에 의하면 키가 크고 늘씬한 여자일수록 매부리코가 많다. 그리고 어렸을 때부터 예쁘다는 칭찬을 많이 받고 자라서인지 대부분 이기적이고 냉정한 것 같다.

C양은 키가 크고 날씬하여 몸매에 대해서는 아주 자신이 있었다. 얼굴 생김새도 별로 빠지지 않는 편이라 모두들 예쁘다며 한마디씩하곤 했다.

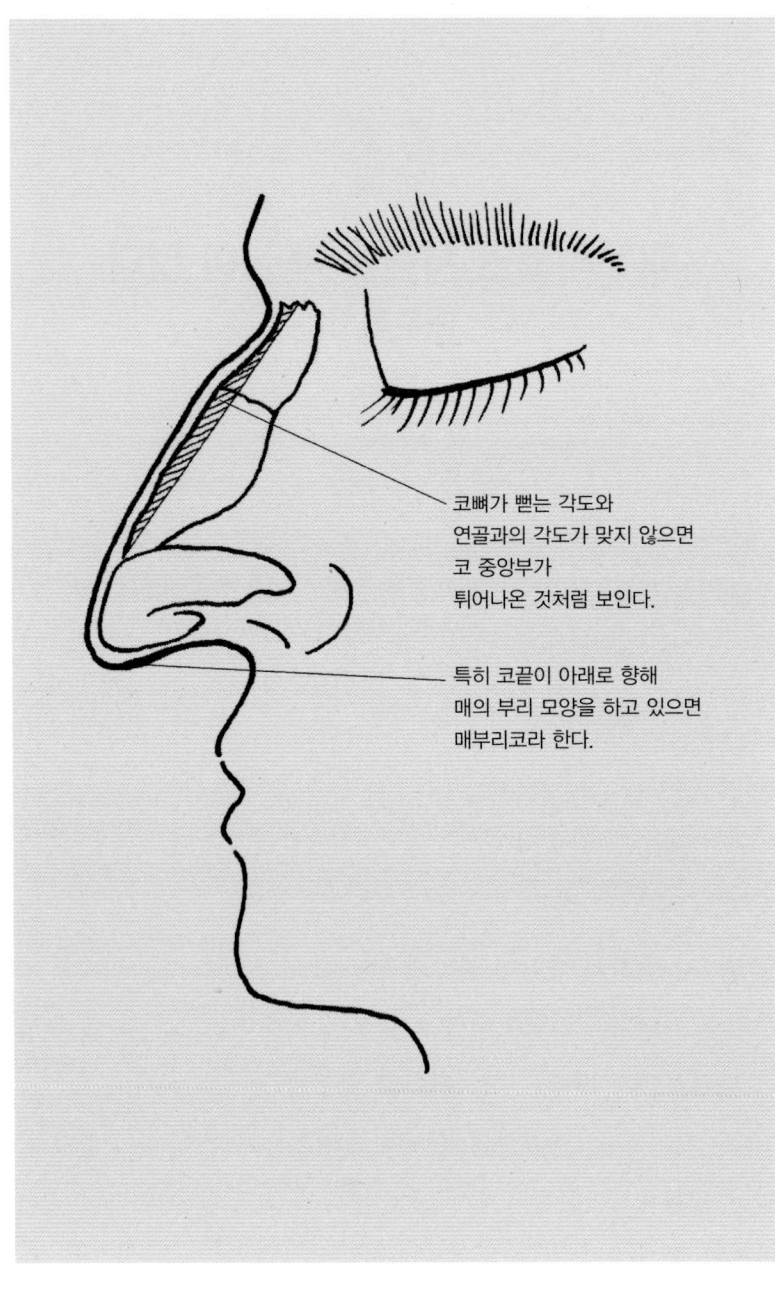

어렸을 적에는 집에 찾아오는 손님들마다 어쩌면 이렇게 예쁘게 생겼냐며 미스 코리아에 한번 나가보라고 부추기기도 했다. 그런데 문제는 코였다.

전체적으로 보았을 때 코가 다른 부위에 비해 다소 크기는 했지만, 그보다 더 심각한 고민거리는 매부리코라는 점이었다. 그래서 인상이 차갑고 억세 보이기까지 했다.

매부리코는 말 그대로 콧등이 굽어가다가 코끝이 아래로 숙여져 매의 주둥이처럼 생겼다 해서 일컫는 말이다. 관상학적으로 매부리코는 욕심이 많고 냉정하며 자기 주장밖에 모르는 이기주의자라 한다. 특히 여성일 경우에는 팔자가 세다고 한다.

이런 이미지 탓인지 대개 만화나 영화를 보면 심술이 많은 인물, 성격이 괴팍하고 고약한 인물, 마녀처럼 좋지 않은 인물이 등장할 때는 거의가 매부리코로 형상화되는 것을 많이 볼 수 있다.

어쨌든 이러한 부정적인 이미지 때문에 너무 도도하게 보여서 다른 사람한테 오해도 많이 받는다며 C양은 고민을 털어놓았다.

하지만 이런 선입견과는 달리 C양은 냉정하지도, 이기적이지도 않았다. 오히려 동정심이 많아 불쌍한 사람들을 보면 그냥 지나치지 못하는 성격이었다. 그럼에도 항상 코의 생김새 때문에 남들에게 오해를 받는 것이 아주 억울하다고 했다.

이런 경우 수술은 국소 마취로 간단히 해결할 수 있다. 코뼈의 튀어나온 부분을 수술용 톱으로 자른 다음 코뼈의 각 부분을 모두 분해하여 다시 제자리로 배치시키면 된다.

특히 최근에는 개방성 비성형술을 많이 사용하는데 코의 내부까지 볼 수 있으며 내시경을 사용하면 절단된 코뼈의 상태까지 확인할 수 있기 때문에 정확하게 시술할 수 있다.

수술 후 C양의 코는 인당 산근 부분인 코뿌리에서 코끝까지 아주 자연스런 곡선을 이루게 되었다.

이에 따라 매부리코의 단호하고 냉정했던 인상에서 아주 온화하고 여성스런 인상으로 바뀌게 되었음은 두말할 필요도 없다.

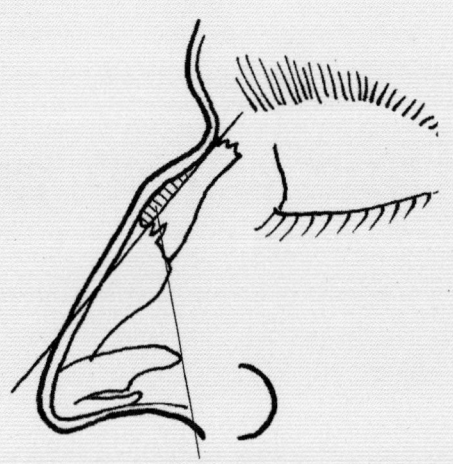

튀어나온 뼈를 잘라낸다.

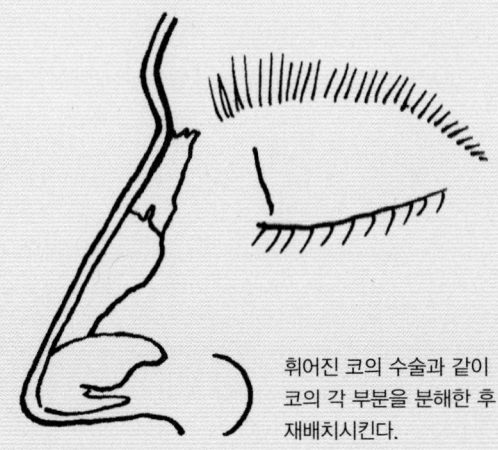

휘어진 코의 수술과 같이
코의 각 부분을 분해한 후
재배치시킨다.

코끝이 좋으면 부자가 되기 쉽다
코 연골 수술

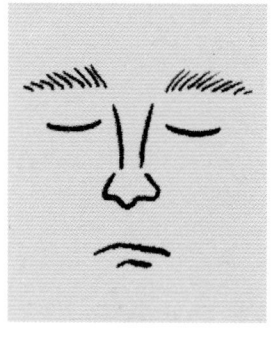

- 코는 얼굴과 잘 어우러져 위는 가늘고 아래로 갈수록 점점 커지는 코가 제일 좋다.
- 콧구멍이 드러나지 않고 보기 좋은 코가 재운이 좋다.
- 콧끝이 너무 뾰족한 사람은 간사하며 외롭고 가난하다.
- 콧구멍이 훤히 보이면 윗사람과 인연이 없으며, 저축할 돈도 없고 심상도 나쁘다.
- 코 끝에 살이 붙어 아래로 처진 사람은 음란하다.
- 코뿌리가 죽어 있어도 콧끝이 좋으면 50 당년에 성공한다.

코에 대한 이야기가 나오면 마치 바늘에 실이 따라오듯 자연스럽게 클레오파트라가 떠오른다. "클레오파트라의 코가 조금만 낮았더라면 세계의 역사는 달라졌을 것이다."

물론 이 말은 그녀의 코가 다른 사람보다 유난히 높았기 때문만은 아닐 것이다. 오히려 세계를 휘어잡고 마음대로 뒤흔들 만큼 기질과 대가 센 클레오파트라의 행동을 풍자하는 뜻이 더 강할 듯 싶다.

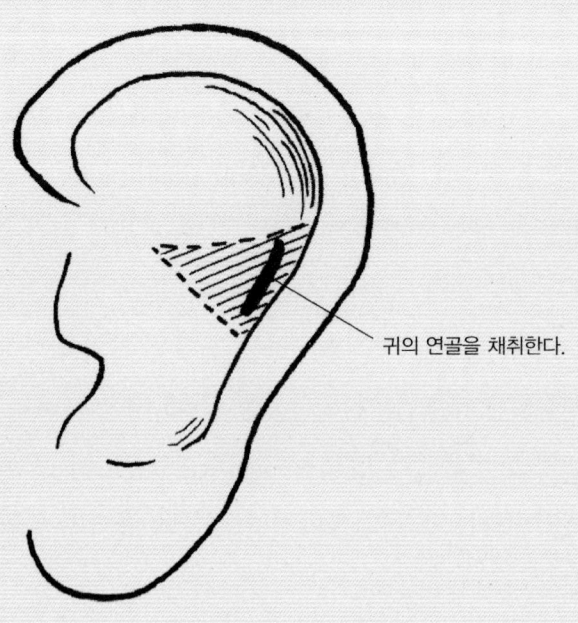

귀의 연골을 채취한다.

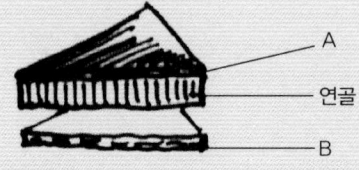

연골막 B는 귀에 그대로 두고
A는 연골에 붙인 채 채취한다.
B에서 연골이 재생되어
귀의 형태를 거의 원상태로
보존시켜 준다.

그러나 어쨌든 간에 클레오파트라가 미인의 대명사임에는 두말할 나위도 없다. 그렇다고 본다면 미인이라는 호칭이 붙으려면 일단 코가 보기 좋을 만큼 우뚝 솟아 얼굴 전체에 적당히 볼륨감을 살려 주어야 한다는 얘기가 성립된다.

만약 눈이나 입 등 다른 부위는 모두 아름답고 예쁜데 유독 코만 낮다면 결코 미인이라고 하기 힘들 것이다.

한데 우리 나라 사람들은 서구인들에 비해서 코가 낮은 편이다. 그래서 코수술을 받으러 오는 사람들을 보면 대부분 코를 높이려고 하지, 낮춰달라고 요구하는 경우는 거의 찾아볼 수가 없다. 이렇게 낮은 코를 높이는 수술을 할 때 가장 어려운 부분이 코끝의 모양을 아름답게 만드는 것이다. 코끝까지 보형물을 삽입하면 흘러내리는 경우가 많아서 보형물을 끝까지 넣을 수 없기 때문이다.

또한 사람은 서서 생활하는 직립 동물이기에 이런 현상이 자주 일어나게 된다. 하지만 방법이 전혀 없는 것은 아니다.

귀에서 연골을 채취해 코끝에 얹어주는 수술을 같이 시행하면 훨씬 아름다운 코끝을 만들 수 있다.

필자를 찾아와 수술 받은 사람 중에 J씨는 원래 안창코였다. 코만 높이면 자신이 아주 멋있게 보일 것 같은 생각에 동네 근처에 있는 모 병원에서 2년 전 수술을 받았다. 그런데 시간이 갈수록 코 안에서 무엇인가가 자주 만져지고 움직이기까지 하는 것이었다. 게다가 코끝도 자꾸 죽어갔다고 한다.

그러던 중 필자와 상담할 기회를 갖게 되었다.

필자는 우선 그에게 코에 대한 정확한 설명을 해주고, 왜 보형물이 움직였으며 코끝이 죽었는지 에 관해서도 자세히 이야기해주었다. 그리고 재수술을 하기로 결정했다.

J씨의 경우는 양쪽 콧구멍에서 인중까지 절개를 해서 코끝이 훤히 보이게 한 다음에 귀에서 연골을 떼어냈다. 그것을 코끝에 얹고 잘 고정시킨 뒤 인중의 피부를 당겨 피부를 길게 해주는 수술을 시행했다.

수술 후 J씨의 콧대는 보기 좋게 잘 섰으며 코끝까지 이른 선이 아주 부드럽게 형성되었다.

이제 J씨는 코 안에서 찜찜하게 만져지던 것도 없어졌고, 재물운이 없다는 소리를 들을 이유도 없는 보기 좋은 코의 소유자가 되었다.

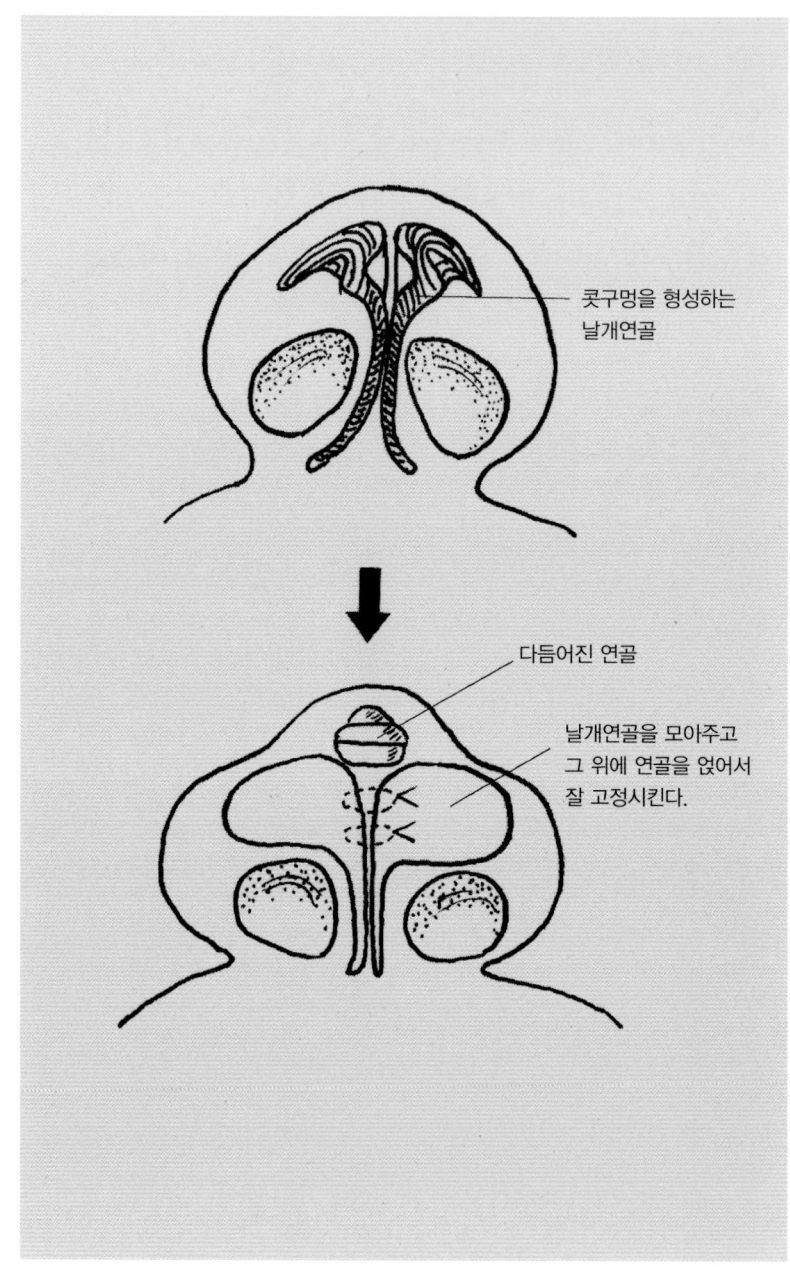

코 주사를 잘 못 맞으면 평생 후회
코를 높이려고 주사를 맞았던 코

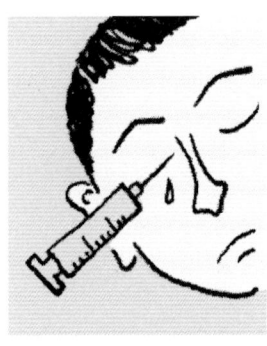

- 값이 싸다는 이유만으로 돌팔이한테 시술 받는 사람들이 의외로 많다.
- 주사를 잘 못 맞으면 주사액이 흘러내려 코의 상태가 이상해 질 수 있다.

낮은 코를 높이고자 하는 사람들 중에는 값이 싸다는 이유 하나만으로 성형외과 전문의가 아닌 돌팔이에게 주사를 맞는 사람들이 많다. 하지만 그런 결정은 스스로 불행을 자초하는 지름길로 들어서는 것이다.

그렇게 주사를 잘 못 맞게 되면 코뿌리가 어색하게 높아지거나, 주사액이 흘러 내려서 코의 중앙부나 코끝이 이상하게 보인다.

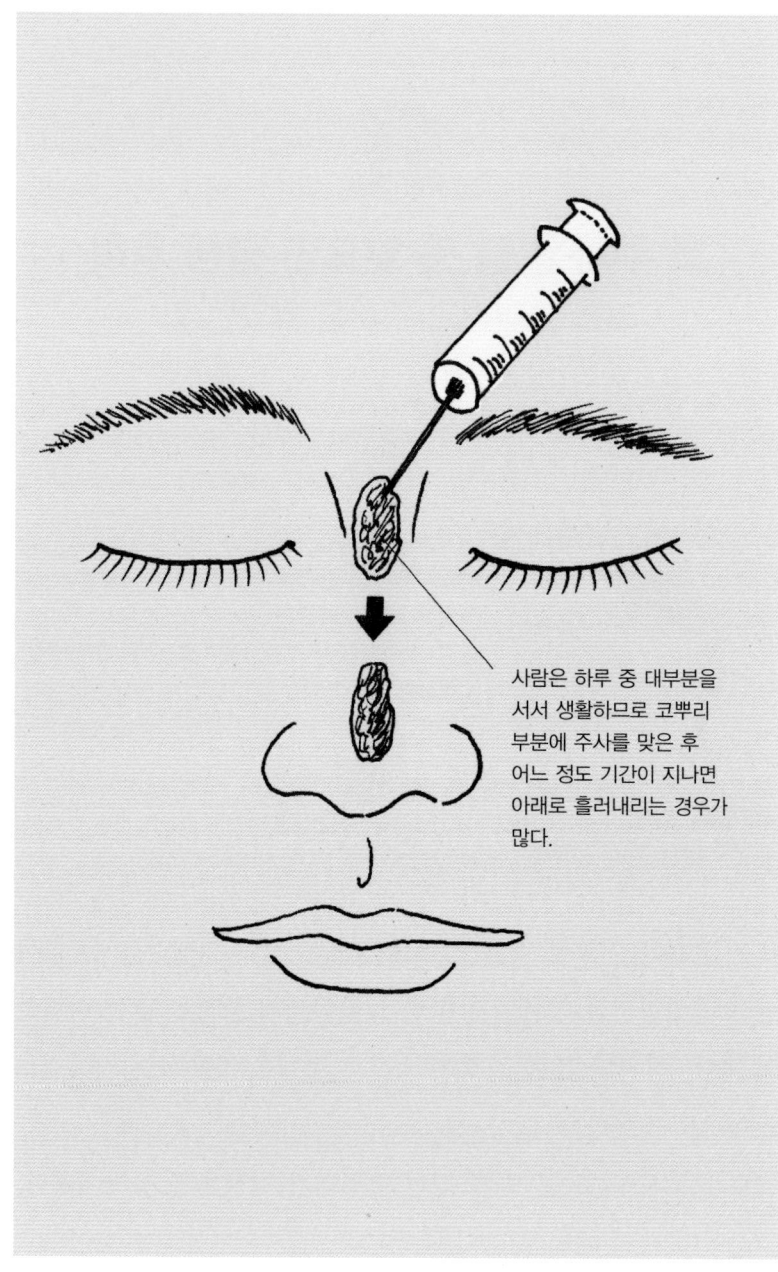

어떤 경우에는 주사액의 부작용 때문에 코가 벌겋게 변색되거나 염증이 생길 수도 있는데, 이럴 땐 우선 주사액을 말끔하게 제거해 주어야 한다.

하지만 주사액을 완전히 제거하는 것은 쉬운 일이 아니다. 대게 두 번이나 다섯 번에 걸쳐 주사액을 제거해야 하는데, 이렇게 하려면 결국 환자의 고통이 요구될 수밖에 없다.

이것은 의사가 환자에게 주는 고통이 아니라 한순간의 잘못된 선택으로 환자 스스로 불러들인 고통이므로 달리 하소연할 곳도 없다.

거기에 덧붙여 이상하게 변해버린 외모 때문에 정신적인 고통까지 감내해야만 한다.

P여사의 경우가 바로 그에 해당되었다.

평소 잘 아는 사람한테 저렴한 비용으로 코를 높일 수 있다는 말에 현혹되어 코주사를 맞았는데, 그 결과가 좋지 않았다. 코가 벌겋게 부어오르기 시작하더니 코뿌리가 이상해지기 시작했던 것이다.

한번 잘못 맞은 코주사로 인해서 P여사는 동네 꼬마 녀석들까지도 괜히 겁을 먹는 보기 흉한 인상이 되고 말았다.

아무튼 P여사는 여러 차례에 걸쳐 이물질 제거를 해야 했고, 제거 수술 후의 코 모양이 흉측하니까 임시 방편으로 보형물을 삽입할 수밖에 없었다.

하지만 보형물 때문에 혈액 순환이 잘 되지 않으면 코끝의 피부가 썩을 수 있어 연골 이식 수술로 하기로 했다.

이물질 제거 수술은 필자가 생각하기에도 참 잘 되었다. 그러나 환자의 생각은 그게 아니었다.

수술 전에 해주었던 설명은 까마득히 잊어버리고 수술 후의 모양이 좋지 않다고 불만스러워했다. 이물질 제거만 해주면 성형외과에서 하는 수술이니까 당연히 코의 모양이 좋아질 것이라는 기대감이 너무 컸던 모양이었다.

결국 이물질 제거 수술을 몇 차례 더할 동안 내내 불만스러워 하더니, 나중에 코를 예쁘게 만드는 수술을 해 준 후라야 겨우 만족스러워하며 필자에게 고맙다는 인사를 했다.

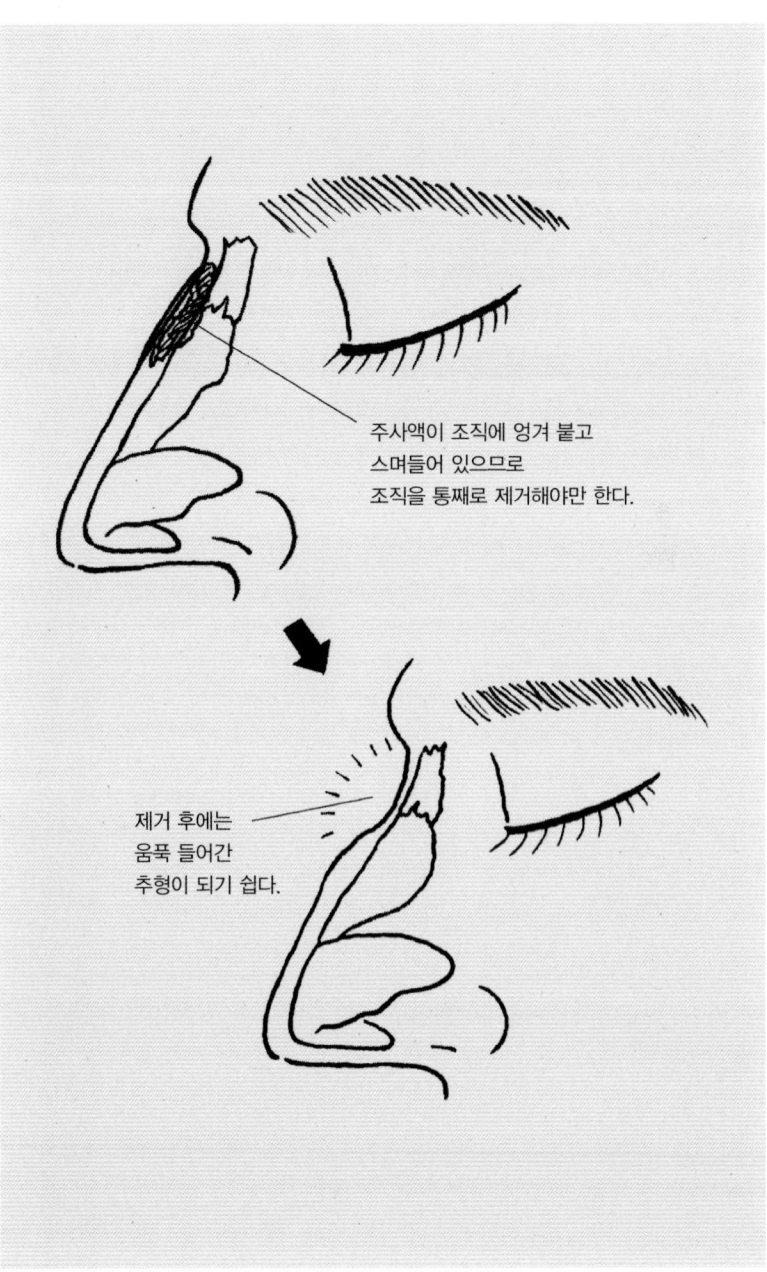

주사액이 조직에 엉겨 붙고 스며들어 있으므로 조직을 통째로 제거해야만 한다.

제거 후에는 움푹 들어간 추형이 되기 쉽다.

콧속 보형물이 움직이면 큰 일
코 높이는 수술을 했는데
보형물이 움직이는 경우,
보형물이 밑으로 흘러내리는 경우

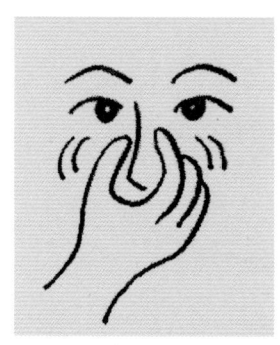

■ 코를 높이는 수술의 원리는 언뜻 생각하면 아주 간단해 보인다. 그러나 실제로는 그렇지 않다. 전문의 과정을 밟지 않고 어깨 너머로 성형수술을 배운 뒤 진료과목으로 성형수술을 하시는 분들 중에는 양쪽 콧구멍 사이의 피부에 절개선을 넣어 수술한다든지, 코뼈의 골막을 박리하여 골막 밑으로 보형물을 넣지 못하거나 보형물이 들어갈 자리를 충분히 확보하지 못하여 보형물이 비뚤어지게 되는 등 수술 자체를 잘못하는 경우가 많다.

우리 주위에는 성형외과 전문의에게 수술을 의뢰하지 않아 피해를 보는 사람들이 의외로 많다. 오랫동안 이 분야에서 임상을 담당해오면서 그런 환자들을 자주 대하곤 한다. 그럴 때마다 언제나 가슴이 아프다.

아름다워지고 싶은 생각에서 수술을 받았는데, 오히려 그로 인해 예전보다 더 보기 흉하게 변해버렸으니 환자가 받아야 할 고통은 말로

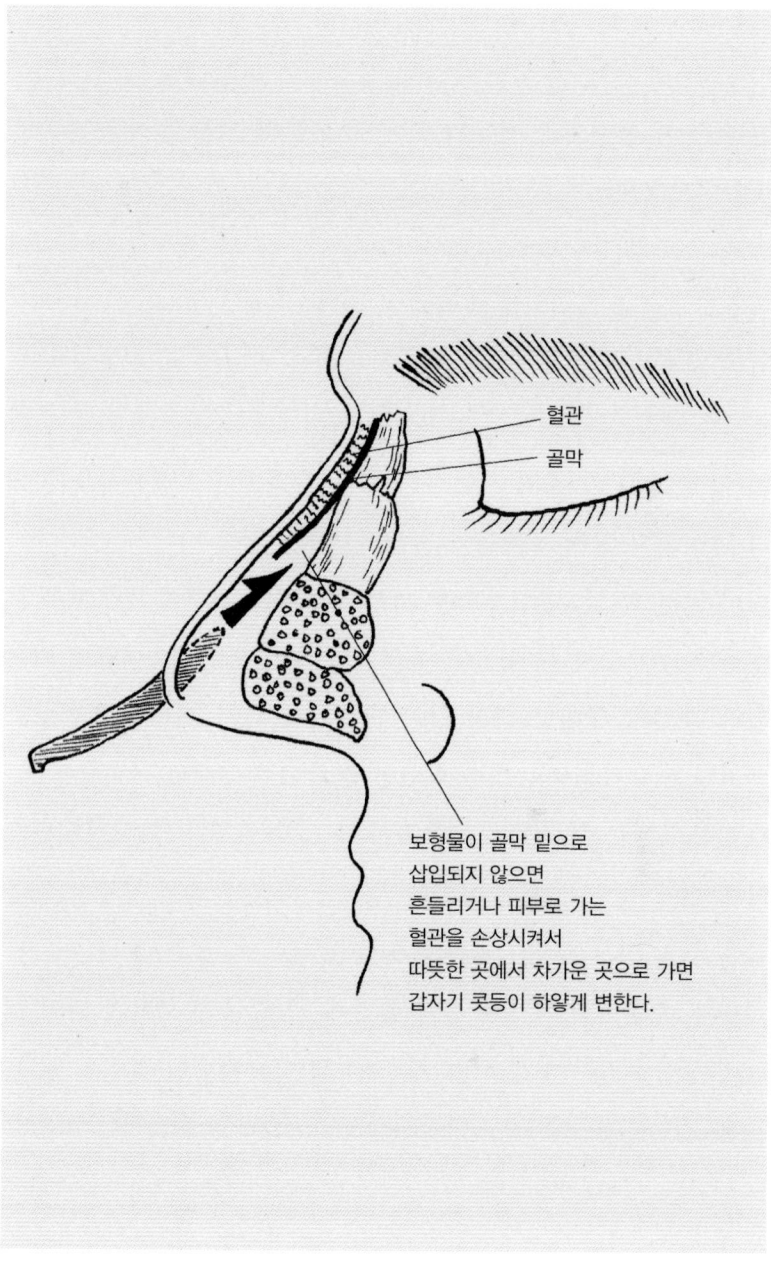

형용할 수 없을 정도 일 것이다.

K씨도 5년 전에 받은 코 수술이 잘못되어 고생을 한 경우이다. 그녀 역시 성형외과 전문의가 아닌 분한테 코를 높이는 수술을 받았다고 한다.

그런데 보형물이 밑으로 흘러내려온 것 같고, 손으로 만져지며 전후좌우로 움직이기까지 한다고 했다.

그런 경우는 수술을 할 때 코뼈의 골막을 박리한 후에 골막 밑으로 즉, 뼈와 골막 사이에 보형물을 집어넣어야 하는데 그렇게 하지 않고, 피부와 골막 사이로만 보형물을 넣었기 때문에 지지대가 형성되지 않아 보형물이 흔들리는 것이다.

이미 말한 바 있지만, 사람은 서서 생활하는 시간이 많으므로 보형물의 무게로 인해 밑으로 흘러내릴 수가 있는데, 이렇게 되면 혈액 순환이 제대로 되지 않아 피부가 썩어서 보형물이 밖으로 삐져나올 수가 있다. 그렇게 되면 참으로 큰일이다.

다행히 K씨는 보형물이 코끝까지 뚫고 나오지는 않은 상태였으므로 현재 들어 있는 보형물을 제거한 다음에 즉시 새로운 보형물을 골막 밑으로 집어넣는 수술을 했다.

이렇게 하면 콧속의 보형물이 골막에 의해 잘 받쳐지게 되어 제 밋대로 움직이지 않게 되며, 잘 고정되어 흘러내릴 염려도 없다.

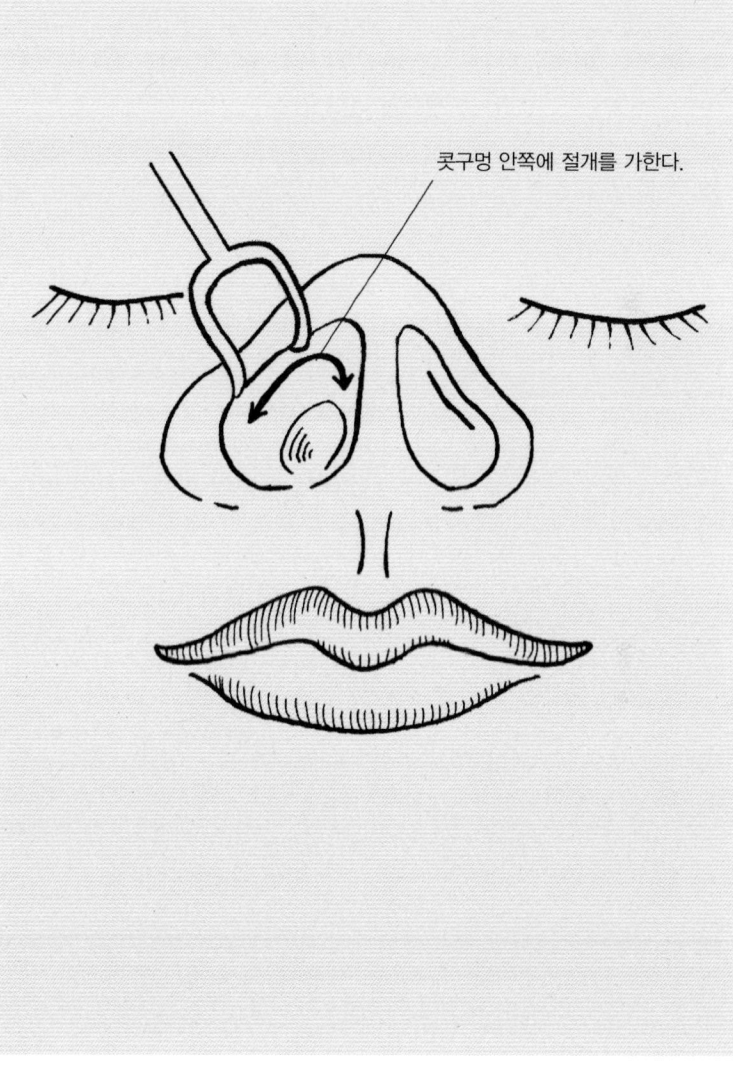

입술이 얇은 자는 거짓말을 잘 하고 잔인하다
입술 증대술

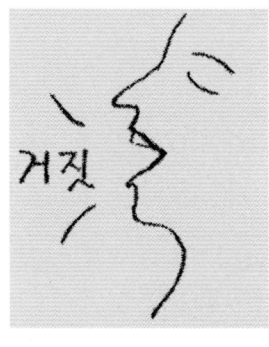

- 입술은 선홍빛이고 두툼해야 길상이며, 끝은 모가 지고 입술선은 뚜렷하며 단정하게 보여야 좋다.
- 입술이 너무 두터우면 욕심이 많다. 특히 여성의 경우에는 색욕이 지나쳐서 과부가 되기 쉽다.
- 입술이 너무 얇으면 끈기가 부족하고 질투와 시기심이 많고 인정이 없다.
- 입술에 점이 있으면 술을 좋아한다.
- 윗입술이 너무 두텁고 위로 말린 사람은 단명한다.

관상학에서 입은 지성적인 측면보다는 애정, 성욕, 정력, 건강, 의지 등을 판단하는 부위이다.

예를 들어 성욕이 강하게 되면 자연 입 가장 자리의 살 붙임이 좋게 된다고 한다.

윗입술이 너무 얇은 자는 거짓말을 잘 하고 박정하다. 또 윗입술이 너무 길어서 아랫입술을 덮으면 일생이 고독하고 가난하게 지낸다.

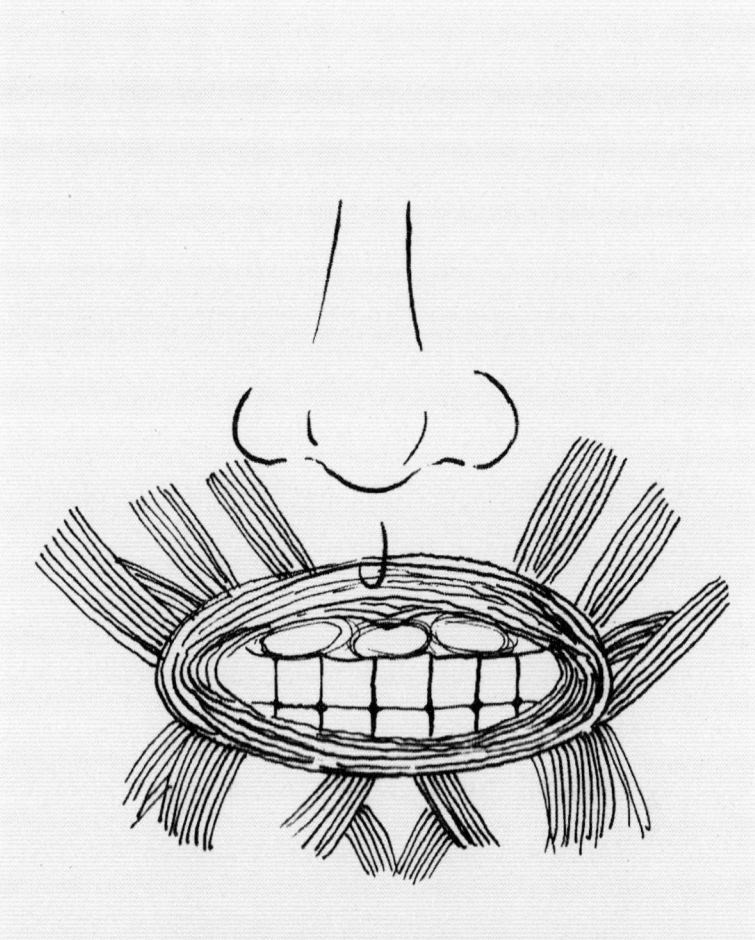

구륜근은 입술을 포함하여 입 주위에 분포하고 있으며
여러 개의 표정근과 연결되어 입을 작게,
또는 크게 벌리게 하고 표정을 짓게도 한다.

윗입술이 얇고 아랫입술이 두터운 사람은 심성이 냉정하며 이기적이다.

반대로 아랫입술이 길어 윗입술을 덮은 사람은 모친과 사이가 좋지 못하며, 때로는 모친을 일찍 여의고 계모를 모신다든지 서모의 슬하에서 자라게 되는 수도 있다.

그리고 입술이 얇은 사람은 가난하고 일마다 막히며 자주 굶을 상이다. 입술이 뾰족하면 질투심이 많고 가난하게 살며 늙어서는 자식과 이별할 상이다.

입술에 세로로 주름이 많이 져 있는 사람은 사교성이 아주 좋아서 남들을 접대하는 직업에 인기가 있다고 한다. 구각이 아래로 처지면 좋은 배필을 만날 수는 있지만 만년에 고독하게 지내며 60세에 실패하여 설자리를 잃는다.

E양은 아랫입술이 지나치다 싶을 정도로 얇아서 차디찬 인상을 심어 주었다. 그래서 항상 립스틱으로 아랫입술을 도톰하게 보이도록 화장을 했다. 그러나 밥을 먹고 난 다음에는 화장이 지워지므로 못생긴 입술이 남들 눈에 띌까봐 손으로 꼭 입을 가리고 식사를 했다.

게다가 식사 후에는 반드시 화장실에 들러 입술 화장을 해야만 하는 번거로움 때문에 주위 사람들과 식사를 하지 않으려는 이상한 습성까지 생기게 되었다.

이렇게 되다보니 평소 친하게 지내던 사람들과도 관계가 소원해지고 때로는 괜한 오해를 사기도 하였다.

최근에는 어떤 일이라도 혼자의 힘으로만 하려고 드니 하는 일마다 막힐 수밖에 없었다.

그러나 수술 후의 E양은 많이 변했다.

두툼한 아랫입술이 섹시하다는 말까지 듣게 되었다. 이제는 밥을 먹을 때 손으로 입을 가리지 않아도 되었고, 식사 후에 화장실로 가서 화장을 다시 해야 하는 번거로움에서도 벗어날 수 있었다.

수술은 국소 마취로도 가능하다. 입술을 다물면 보이지 않는 아랫입술 안쪽을 절개하고 사타구니에서 채취한 자기 지방을 보충하는 이른바 자기지방 이식술을 함으로써 부작용도 거의 일어나지 않는다.

수술한 다음날 첫 치료를 한 뒤 일주일 간 집에서 치료하다가 7일째 되는 날 실밥을 **뺀다**. 부은 상태는 3일 정도 간다.

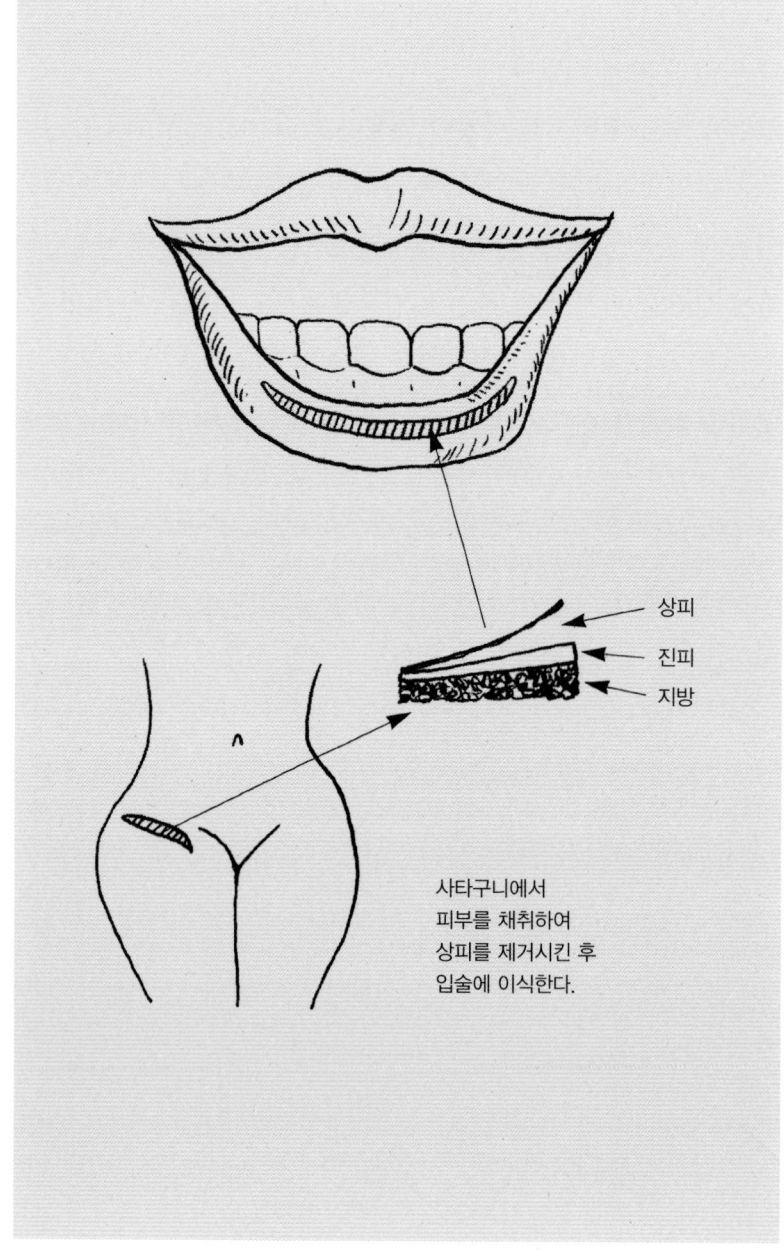

입술이 두터우면 욕심이 많다
입술 축소술

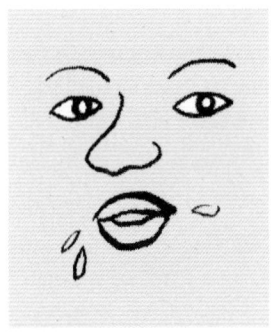

- 입술이 너무 두터우면 욕심이 많고 색욕이 강하다.
- 입술에 검정 사마귀가 있으면 금전운이 특히 좋지 않다.
- 윗입술이 두터우면 모든 일에 예민하다.
- 아랫입술이 튀어나오면 부부 생활이 원만치 못하다.

아프리카의 어떤 원주민들은 일부러 입술을 두텁게 하기 위해 온갖 방법을 다 쓴다고 하지만, 그런 얘기는 F양에겐 그저 아득한 먼 나라의 신기한 일일뿐이다.

유난스레 입술이 두터운 F양은 친구들로부터도 놀림을 많이 받았다. 그 때문에 늘상 F양은 '어떻게 하면 입술을 얇아 보이게 할 수 있을까.'라는 생각으로 머릿속이 꽉 차 있었다.

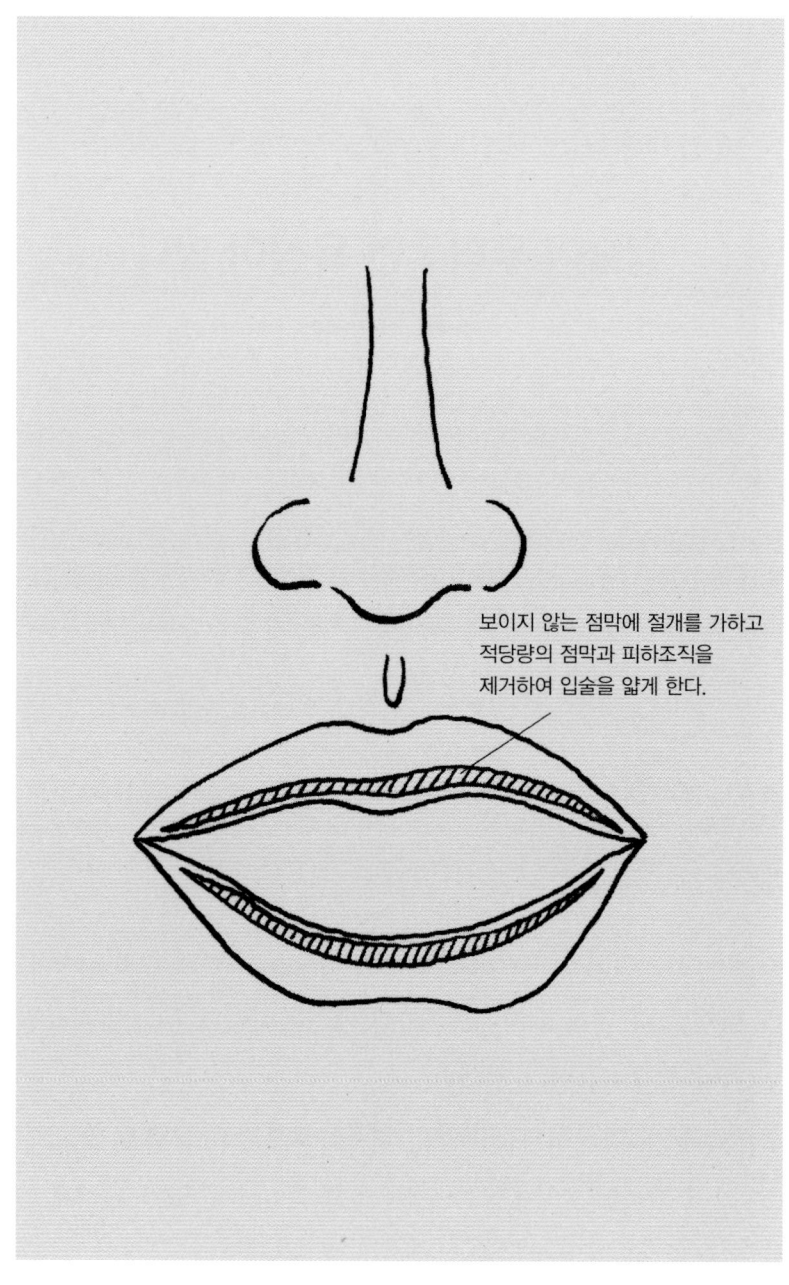

그녀는 화장을 할 때면 파운데이션을 바른 후 얇은 입술 모양의 립스틱을 발랐다. 그렇다고 F양이 욕심이 많거나 색욕이 강한 것은 절대 아니었다.

다행스럽게도 그녀는 주위의 권유로 수술을 받았는데, 그 뒤 적당한 크기로 변한 입술은 욕심이 많아 보이지도 않았고 오히려 섹시하게 보이기까지 했다.

수술은 입술 안쪽에 절개를 가하고 입술의 점막을 적당량 제거한 후 두툼한 연부 조직 및 근육의 일부를 제거하는 방법을 이용하였다. 국소 마취로 수술이 가능하며 수술 시간은 1시간 정도가 소요되었다.

수술 후 자극성 있는 음식을 피하도록 했고 7일 후에 실밥을 빼니 예쁜 입술이 되었다.

귀가 뾰족하면 가난하고 일부 종사하기 어렵다
귀수술

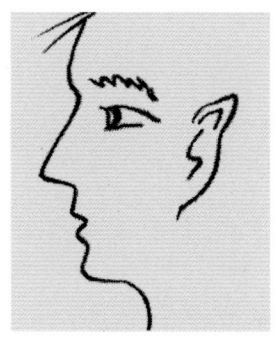

- 남자의 경우 왼쪽 귀는 1~7세, 오른쪽 귀는 8~14세까지 유년의 운을 나타낸다.
- 양쪽 귀의 크기.높이.균형.혈색 등이 좋으면 유복한 유년운을 지닌다.
- 귓바퀴가 분명하고 선이 선명하며 귓불이 입으로 들어갈 듯하면 재운이 있고 장수한다.
- 귀의 위치가 눈썹보다 높으면 부귀영화를 누리고, 칼처럼 끝이 뾰족하면 가난하고 빈곤하며 일부종사하기 어렵다.

귀는 관상학에서 몸의 건강 상태와 금전운, 지능적인 면을 판단하는 부위이다. 혈액 순환이 좋은 사람은 귀의 색깔도 빨간색을 띤 앵두 빛을 보이는데, 이럴 경우 내장이 건강하다는 것을 나타낸다.

보통 귀의 색깔로 상을 볼 때는 귓불이라고 부르는 수주垂珠의 빛깔을 보는 것이 일반적이다.

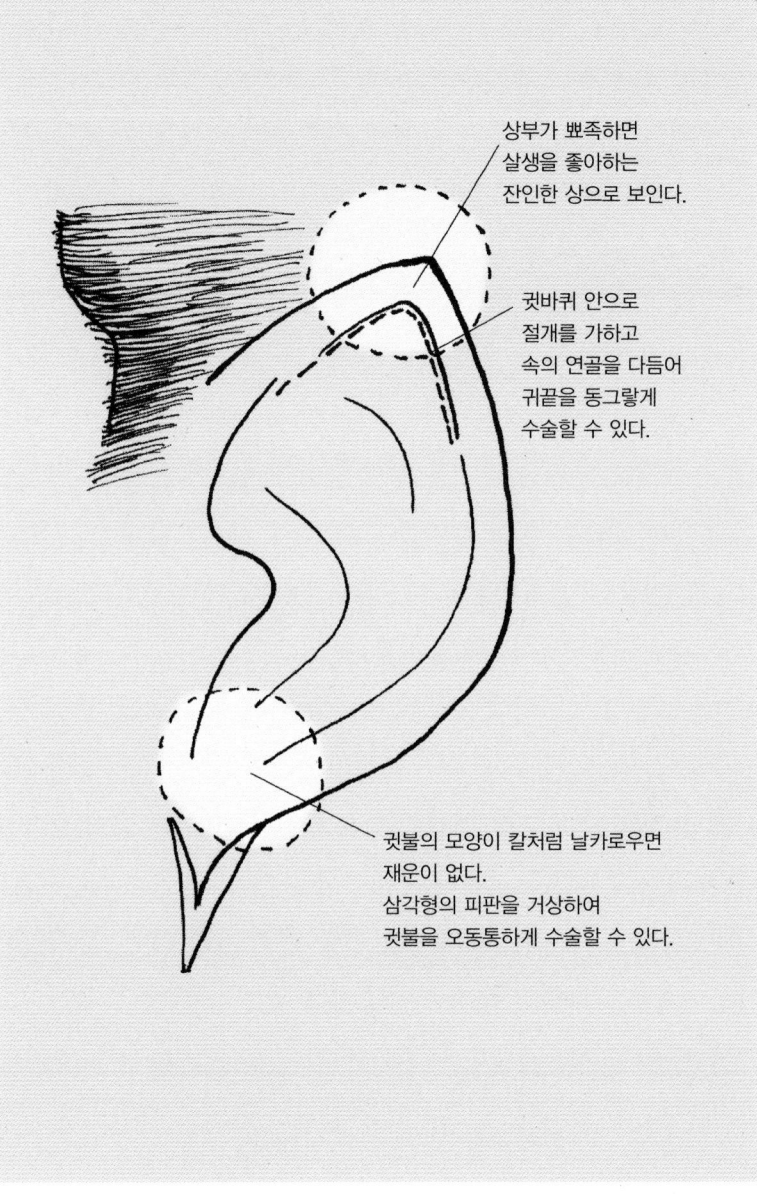

특히 귓불이 크고 통통한 관상은 금전운과 재산운이 모두 좋으며, 이 귓불에 쌀알을 올려놓을 수 있을 정도인 사람은 경제적으로 아무 걱정 없이 풍족하게 잘 살 수 있다고 한다.

귀가 전체적으로 큰 사람은 몸도 튼튼하고 사람들 위에 군림하며, 모든 분야에서 리더십을 발휘한다.

반면에 손으로 만져보아 부드러운 느낌을 주는 귀는 소극적인 타입으로, 이런 사람이 관리자의 입장에 서면 주위 사람들이 격려를 많이 해줘야 할 필요가 있다.

관상학적으로 아주 좋은 귀는 큼직하면서 두툼하게 생긴 귀라고 한다. 이것은 부처님의 귀를 보면 금방 알 수 있다. 큼직하게 생긴 귀에다 귓불이 얼굴의 반쯤 돼 보이며 시원스럽게 느껴진다. 그리고 옛날 고관대작들의 초상화를 살펴보면 한결같이 귓불이 크고 두툼하게 생긴 것을 발견할 수 있다.

A양은 귀끝이 뾰족하고 입술이 두터웠으며, 또 입술에 세로로 난 잔주름이 많았다.

어느 날 우연히 친구랑 관상을 보게 되었는데, 귀와 입의 모양을 지적하면서 "손님을 접대하는 직업이 좋겠다"는 말을 들었단다. 실제로 A양은 그 계통의 직업을 갖고 있기도 했지만, 그 직업이 관상에까지 나타나니 두렵기조차 했다.

그러던 중 필자와 상담할 기회가 있었는데, 필자를 처음 보자마자 "관상을 바꿀 수가 있나요?" "관상이 바뀌면 인생도 바뀌나요?"라며 의구심을 가득 담은 눈으로 필자에게 물어왔다.

고민 끝에 결국 A양은 수술을 받기로 했다.

뾰족한 귀끝을 둥글게 하면서 눈보다 처지지 않도록 각별한 신경을 썼다.

그후 A양은 직업을 바꾸었다. 비디오 가게를 열었는데, 지금은 성업중이라는 것이다.

그런데 관상학에서 보면 A양처럼 귀끝이 뾰족하면서 옆으로 튀어나와서 정면에서 잘 보이는 귀를 이른바 정보통이라고 한다. 만약 이런 귀를 가진 사람이 회사원이라면, 회사 내의 인사 이동이라든가 거래처와의 경영 내용 등의 정보수집 능력이 뛰어나다. 그래서 유능한 사원으로 인정을 받기도 하지만, 한편으로는 너무 약삭 빠르다는 느낌을 줄 수 있어 미움을 받는 일도 쉽게 생긴다. 이런 사람은 저널리스트라든가 정치가로 진출하는 것이 제격이라고 한다.

해부학적으로 보았을 때, 귀는 연골이 샌드위치 모양으로 피부 속에 싸여 있으면서 돌출 되어 있다. 태어날 때부터 귓불만 있는 무이증에서부터 귀끝의 일부분만 이상하게 생긴 기형도 있다. 특히 무이증은 몇 단계의 수술로 자기 갈비뼈의 연골을 채취하여 귀를 만들 수가 있는데, 다친 경우에도 연골의 모양에 신경을 쓰면 거의 원상태로 복귀가 가능하다.

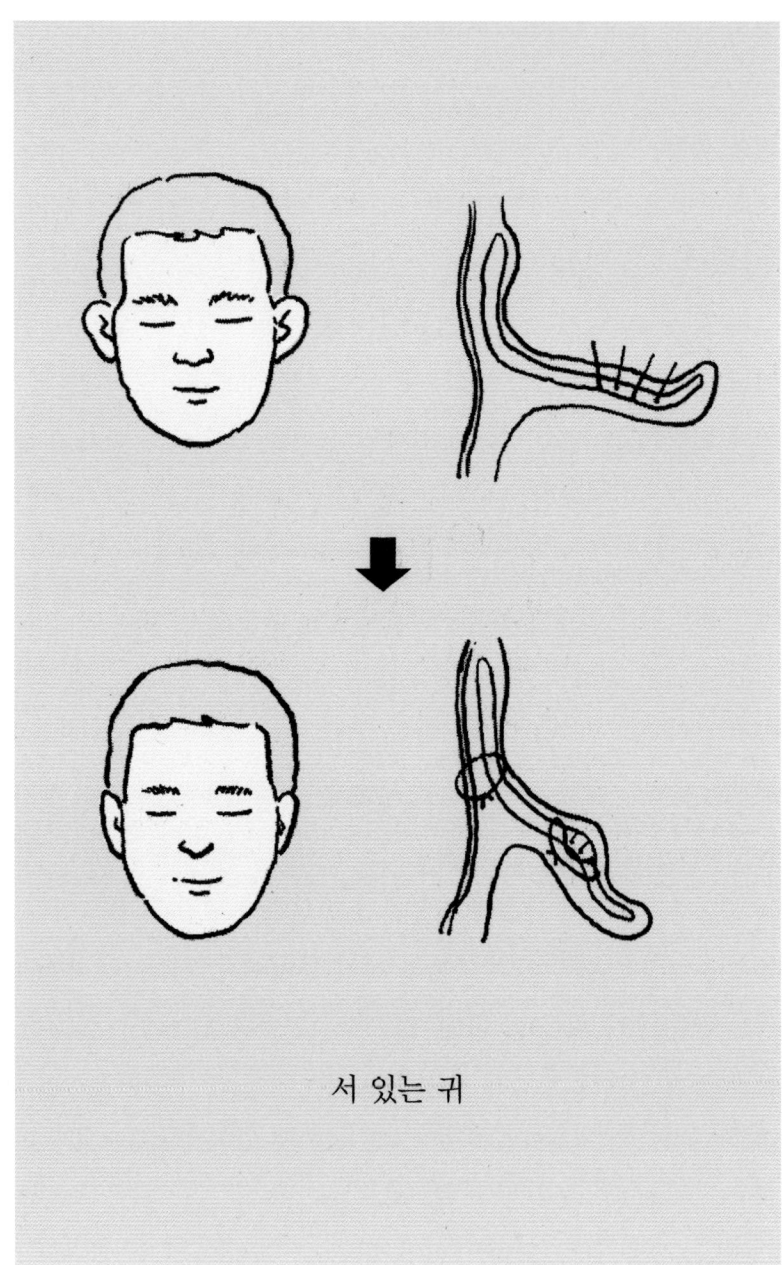

서 있는 귀

이마의 주름이 갈매기 모양이면 고독할 상이다
이마 주름

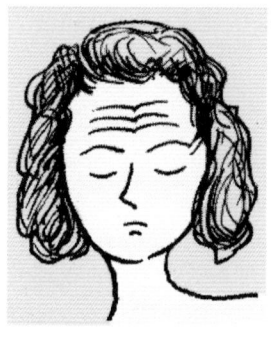

- 이마는 초년운(15세~30세)을 나타낸다.
- 이마 중앙은 직업을 나타내며, 가장자리는 여행운을 나타내기도 한다. 또한 부유함을 알 수 있는 곳이리고 하다.
- 이마가 꺼지고 맑지 못하면 직업이 불안정하고 장애물이 많아서 재산.지위.명예에 있어 좋지 못하다.
- 여자인 경우 이마가 너무 좁으면 재취나 재가할 상이다.

이마에는 세 가닥의 주름이 있는데, 제일 위에 있는 주름[이것을 천문^{天紋}이라 함]은 부모나 윗사람의 운을 나타내고, 중간의 주름[이것을 인문^{人紋}이라 함]은 본인의 운세와 의지·의욕을 나타내며, 아래의 주름[이것을 지문^{地紋}이라 함]은 처자나 아랫사람과의 인연과 관계를 나타낸다.

이마의 중앙에 있는 주름, 즉 인문^{人紋}은 자기 자신의 운세를 보는

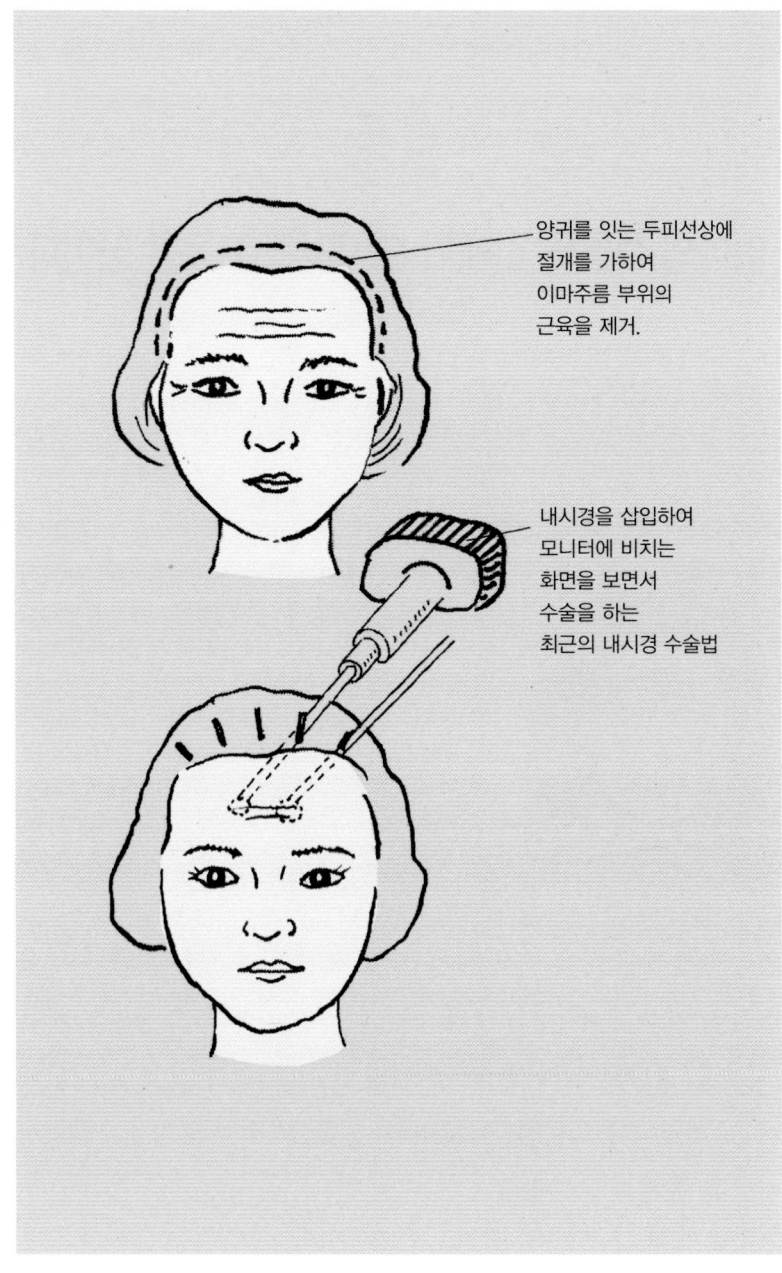

곳으로. 이 인문이 깊고 똑바로 새겨져 있으면 스스로의 힘으로 인생을 개척해나가는 자수성가형이라고 한다.

천문이나 지문이 신통치 않아도 이 인문만 좋으면 독립해서 훌륭하게 살아나갈 능력이 있다고 본다.

그리고 지문만 있으면 아랫사람으로 인해 말년 운이 트일 것이라 한다.

천중에서 인당까지의 세로줄은 재상록이며, 인당 위에 세로로 두 개의 주름이 잡혀 있으면 관운이 순탄하고, 이마에 우물 정井자 주름이 있으면 갑부가 될 상이고, 인당에 바늘처럼 세로로 한 개의 주름이 있으면 무관의 상이다.

이마의 주름이 짧으면서 동시에 끊겨 있으면 불길한 상이며, 위로 향해 있으면 장래 영화榮華를 누릴 것이고, 주름이 아래로 향해 있으면 고독할 상이다.

이마에 가로로 한 개의 주름이 잡혀 있으면서 구불구불하면 타향에서 객사할 상이다. 또한 여자의 이마에 삼횡문(가로로 세개의 주름이 잡혀 있는 경우)이 있으면 남편을 극剋하고 자식을 기르기가 어렵다.

J씨는 이마에 굵은 주름이 세 개 잡혀 있었다. 여자의 경우, 이마에 삼횡문이 있으면 좋지 못하다고 하는데, 그렇다고 두 아들이 J씨의 속을 썩이는 것은 아니었다.

다만 최근 들어서 남편이 자꾸만 아프다고 한다. 병원에 가서 건강 진단을 받아보기도 했지만 모두 정상이라는 얘기였다.

별다른 이유 없이 자꾸 아픈 남편을 생각하기만 하면 이마의 주름이 더욱 깊어지는 것 같았다.

남편에게 신경을 쓰면 쓸수록 이마의 주름이 깊어지는 듯한 느낌에 미루고 미루던 이마의 주름 수술을 하기로 했다.

수술은 국소 마취로 가능하며, 내시경을 통해 보면서 이마 주름의 원인이 되는 전두근 일부분을 절제해내고 피부를 약간 당겨주었다.

이제 J씨의 기분은 한결 안정되었으며 남편이 자꾸 아프다는 말도 많이 줄어든 것 같다고 한다.

이렇게 수술로서 말 못할 고민과 결점을 바로잡아 고통받는 많은 환자들에게 마음의 평화를 찾아 주게 되니, 의사의 한 사람으로서 여간 기쁜 게 아니었다.

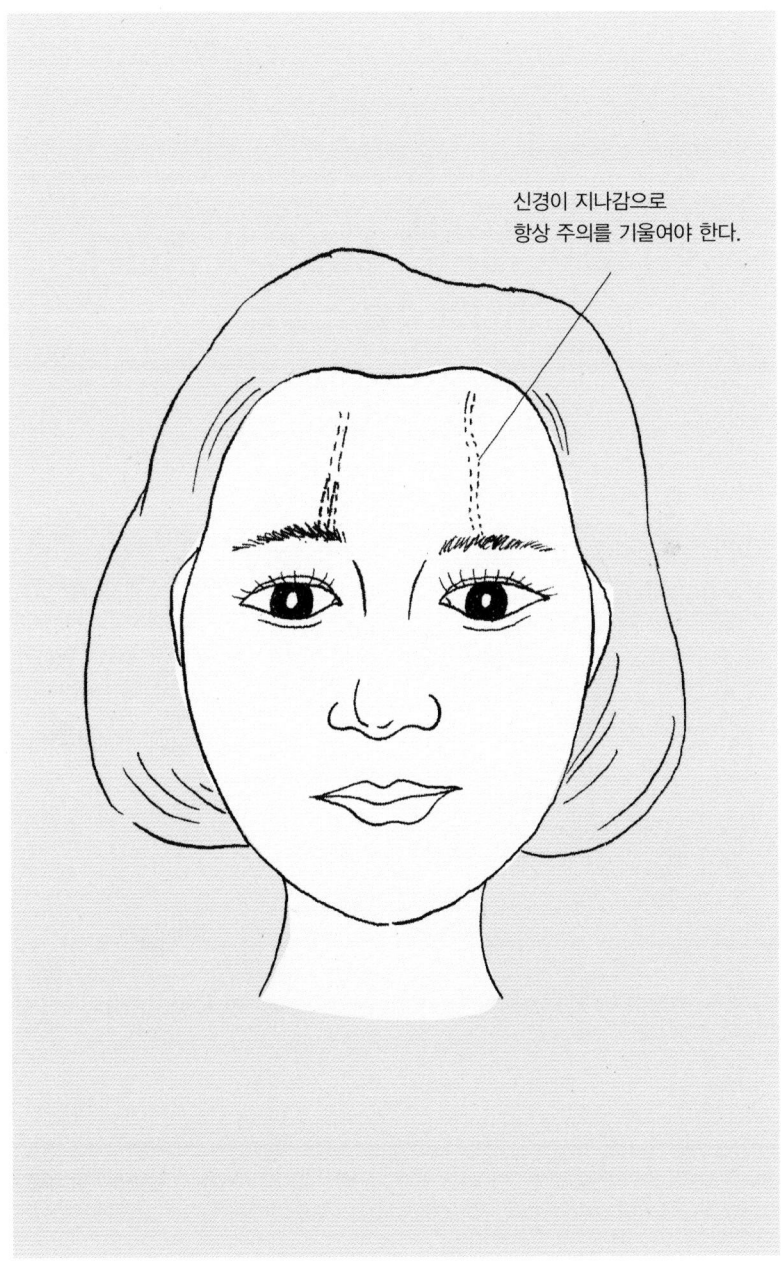

하안면이 처지면 심술보가 생긴다
하안면 주름 성형술

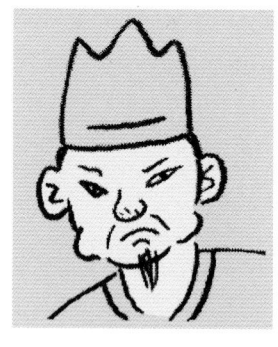

- 노복궁은 얼굴 하부, 즉 턱 주변과 턱선을 중심으로 한 부위를 말한다.
- 노복궁은 사람의 말년운을 의미한다.

M씨는 50대 후반의 가정주부로 하안면의 피부가 축 처지고, 여기에 지방이 축적되어 마치 심술보가 달린 것처럼 보이는 인상이었다.

괜히 주는 것 없이도 미움을 받는 그런 인상의 소유자였다.

우리 나라의 대표적인 옛날 이야기인 『흥부전』에 나오는 놀부를 자연스럽게 떠올리게 했다.

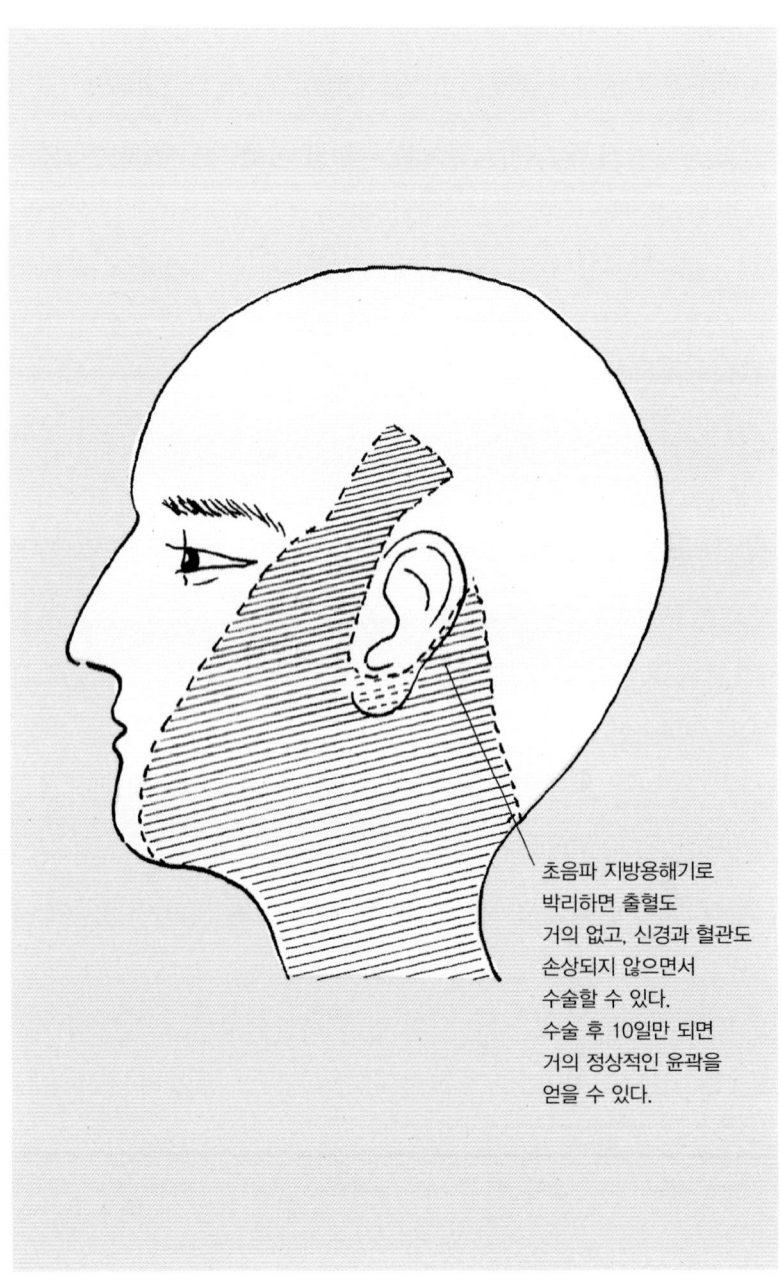

초음파 지방용해기로
박리하면 출혈도
거의 없고, 신경과 혈관도
손상되지 않으면서
수술할 수 있다.
수술 후 10일만 되면
거의 정상적인 윤곽을
얻을 수 있다.

그래서인지 시장에서 과일을 살 때도 "한 개만 더 달라."고 하면 "웬 욕심이 그리도 많으냐."며 퇴박을 받기가 일쑤였다. 본인은 전혀 그렇지 않은데도 남들은 그녀만 보면 대단한 욕심쟁이라도 만난 것처럼 불쾌하게 대하곤 했다.

사실 관상학에서 보면 볼에 살이 두툼하게 붙어 있어서 풍만하게 보이는 사람은 마음씨도 넓고 인정도 많으며 성격도 느긋하다고 한다.

또한 능력이 뛰어난 부하를 만나 그 부하의 힘으로 출세하는 상이라고 한다. 그리고 볼이 야위고 까칠한 사람은 신경질적이고 마음씨도 부드럽지 못하고 날카롭다.

음식을 먹을 때도 소식小食을 하는 편이며, 음식 투정 또한 심했다. 사물을 대함에 있어서도 좋고 싫든 것이 분명하기 때문에 사람을 사귀기가 힘든 편이다.

M씨도 젊었을 적에는 보기 좋을 정도로 볼에 살이 붙어서 남들에게 맏며느리 감이라는 소리를 많이 들어왔다고 한다.

그런데 나이가 들자 볼에 살이 너무 많이 붙게 되면서 처지기 시작했다.

필자가 보기에, M씨는 푹 처져 있는 하안면의 피부를 교정하고 축적된 지방을 제거하면 온화한 인상을 줄 수 있을 것 같아 그녀와 상담을 한 후에 수술을 하기로 결정했다.

국소 마취로 수술을 하기로 결정하고 출혈을 줄이기 위해 초음파 지방용해기를 사용하기로 했다.

귀 밑으로 1cm의 절개를 가해 특수 카테터를 삽입한 후, 처진 피부 밑으로 초음파를 발산시켜 혈관과 신경에 주의를 기울여가면서 피부와 근육층을 분리하였다.

그리고 안면에 있는 특수 근막^{SMAS}을 탱탱하게 한 후 늘어난 피부를 자르고 가는 실로 봉합하였다. 수술중에 흘린 피는 거즈 반 장쯤 적실 정도의 소량이었다.

몇 년 전만 하더라도 하안면 성형술을 시행하면 상당량의 출혈과 침샘 간의 가지가 다쳐 수술 부위로 침이 새는 경우가 많았고, 얼굴 하부가 엄청날 정도로 붓기도 했다.

하지만 M씨의 경우에는 초음파를 사용해서 혈관이나 신경, 피부 부속기관을 다치지 않고 수술을 했으니 당연히 경과도 빠르고 효과도 좋아서 모두가 흡족해하였다.

이제 M씨의 심술보는 더 이상 존재하지 않게 되었다.

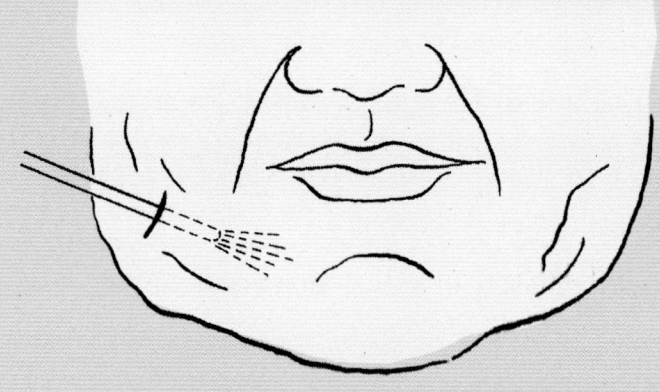

초음파가 발산되는 카테터를 삽입하여
피부와 근육 사이의 지방만을 녹일 수 있으므로
혈관.신경의 손상 없이 축처진 피부를 박리할 수 있다.

노복궁의 주름이 산란하고 생기가 없으면
말년 운이 좋지 못하다.

하안면 거상술로 말년의 평안을 찾다
노복궁은 자식과 후손과의 관계를 보여주는 부위

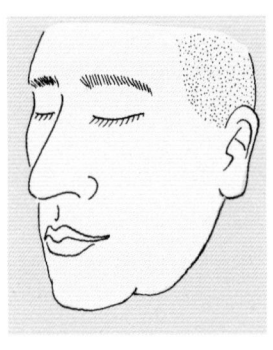

■ 노복궁이 탄탄하고 윤기가 흐르면, 노년의 삶은 건강하고 평화로우며 자식들과의 관계도 원만하고 행복하다.

노복궁奴僕宮은 얼굴 하부, 즉 입 주변과 턱선을 중심으로 한 부위를 의미하며, 관상학적으로는 하인의 궁이라고 불리지만, 그보다 넓은 의미로 사람의 말년 운과 주변 사람들과의 관계, 특히 자식과 후손과의 관계를 보여주는 부위이다.

노복궁이 풍만하고 탄력 있으면 말년이 평탄하고 자손들이 효도한다고 해석되지만, 반대로 노화로 인해 처지고 주름이 많아지면 고된 노년을 예고할 수 있다고 본다.

58세의 B씨는 최근 얼굴 하안부의 피부가 심하게 처지고 깊은 주름들이 자리 잡으면서 고민이 많아졌다. 젊었을 때는 피부가 탱탱하고 탄력도 있었으며, 주위 사람들로부터도 자신감 넘치는 외모로 칭찬받던 기억이 있다.

B씨가 기억하는 가장 인상 깊은 에피소드는 30대 초반, 첫 직장에서 생겼다. 그 당시 직장 상사였던 사부인은 그녀의 매끄러운 턱선과 웃을 때 드러나는 생기 넘치는 입꼬리를 보고 "참 복이 많은 얼굴이구나. 이대로만 살아도 넌 나중에 자식들에게 귀하게 모셔질 거야."라고 칭찬했다.

그 말은 B씨에게 큰 자부심을 주었고, 그때부터 얼굴에 대한 자신감은 늘 따라다니는 수식어가 되었다.

하지만 세월은 B씨 그녀의 얼굴에도 조금씩 변화를 주기 시작했다.

50대에 접어들면서 턱선이 무너지기 시작했고, 주변의 칭찬보다는 처진 외모에 대한 이야기를 듣게 되었다. 특히 한 달 후에 있을 상견례를 앞두고는 그 주름진 얼굴을 마주할 때마다 자신감이 무너져 내리는 기분이 들었다. 그리하여 결국, 성형외과 전문의인 필자를 찾아 하안면 거상술을 결심하게 되었다.

우리 얼굴은 눈만 처지는 것이 아니라 얼굴 전체가 중력에 의해 처진다.

하안면 거상술을 받은 후, B씨는 눈에 띄게 달라진 외모를 경험하게 되었다.

늘어진 피부가 팽팽하게 당겨졌고, 잃어버렸던 턱선이 다시금 살아났다.

얼굴 하부의 주름이 사라지면서 얼굴이 전반적으로 젊어 보였고, 그녀의 입 주변도 활력이 넘치는 모습으로 돌아왔다. 외적으로만 큰 변화를 겪은 것은 아니었다.

거울 속의 젊어진 자신의 모습을 보면서 B씨는 다시금 사부인의 칭찬이 떠올랐고, 그때의 자신감이 되살아나는 것을 느꼈다. 그녀는 얼굴만큼이나 내면의 자신감을 되찾았고, 상견례 자리에서 당당하게 자신의 자리를 지킬 수 있을 것이라는 믿음이 생겼.

이제 그녀의 말년은 노복궁이 예견하는 대로 평탄하게 흐를 것이다.

얼굴을 바꾸는 것은 단지 외모의 변화만을 의미하는 것은 아니다. 그것은 내면의 회복, 잃어버린 시간 속에서 스스로를 다시 찾는 과정일 수도 있다.

B씨는 그 변화를 통해 과거의 자신과 현재의 자신을 이어가는 다리를 건너며, 앞으로의 삶에서도 자부심을 가질 수 있게 된 것이다.

하안면 거상술로 처진 피부 회복
노복궁은 노년의 노역과 신체적 소모 상징하는 부위

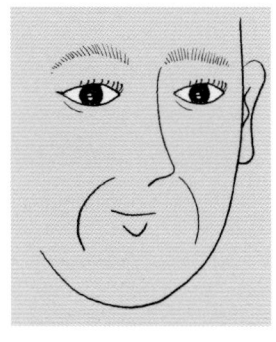

■ 노복궁이 깔끔하고 주름이 적을수록, 노후에 재정적인 안정과 좋은 대인 관계를 유지할 가능성이 크다.

S씨는 57세의 여성으로, 얼굴 하부의 피부가 눈에 띄게 처지고 깊은 주름들이 눈에 들어왔다. 노복궁(老僕宮), 즉 얼굴 하부 영역이자 노녀의 노역과 신체적 소모를 상징하는 부위가 그녀의 외모에서 현저히 드러났다. 젊은 시절에는 사교적이고 밝았던 그녀였지만, 최근 거울을 볼 때마다 무력감과 회의감에 사로잡혔다. 그녀는 타인들이 자신의 얼굴을 바라보며 나이를 짐작하거나, 그

동안의 고생과 피로를 느끼는 듯한 시선을 견디기 어려워졌다. 한 번은 오래된 친구들과의 모임에서 친구가 그녀를 알아보지 못하는 일이 있었다. "너 정말 많이 변했구나." 친구의 무심한 말이었지만, S씨는 그 말이 마치 지난 세월이 얼굴에 새겨진 것처럼 느껴졌다. 이런 에피소드는 그녀에게 깊은 좌절감을 안겨 주었다.

결국 그녀는 하안면 거상술을 결심했다. 수술 후 그녀의 얼굴은 눈에 띄게 달라졌다. 처진 피부가 탄력을 되찾고, 주름도 눈에 띄게 완화되었다. 외모적인 변화뿐 아니라, 내면의 자신감도 회복되었다. 예전처럼 사람들과 편하게 대화를 나누며 거울을 볼 때마다 미소를 짓는 자신을 발견하게 되었다.

입 주변 관상은 주위 사람과의 신뢰를 뜻함
노복궁은 노년의 노역과 신체적 소모 상징하는 부위

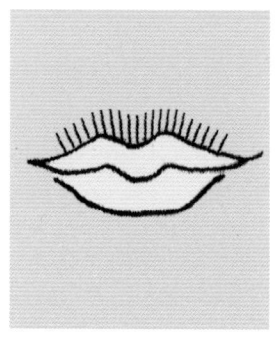

- 노복궁이 깔끔하고 주름이 적을수록, 노후에 재정적인 안정과 좋은 대인 관계를 유지할 가능성이 크다.
- 관상학에서 입술 주위 주름은 아랫사람으로부터 신의를 받지 못하는 상이다.

Y씨는 64세로 주름거상수술을 받고 한층 젊어진 친구를 따라 필자를 찾아왔다.

필자와 상담에 들어간 Y씨의 모습은 입술 위에 잔잔한 세로 주름(일명 고양이 주름)으로 인해서 주름 거상술을 해도 큰 효과를 볼 수 없는 얼굴이었다.

상담 후 주름 거상술과 입술 위 주름을 완화하기 위한 심부재생술을 동시에 하기로 결정했다.

피부 주름은 진피가 얇아지면서 생기게 된다. 심부재생술은 특수한 화학약품(스페인 의사가 개발)을 주름 부위에 발라 진피 유두층까지 고르게 침투하여 효과를 나타낸다.

치료기간은 7일에서 14일정도 소요되며 상처 치유 후에도 붉은 색이 도는 피부는 화장으로 커버하면서 지낸다.

4개월 이후부터는 본래의 피부색으로 돌아온다.

입술 위 주름의 70% 이상이 없어지는 마법을 경험할 수 있는 탁월한 방법이다.

그후 Y씨는 자신감 넘치는 외식업 사장님으로 승승장구하시며 마치 심부재생술의 홍보 담당자가 된 것처럼 자랑하고 다니신다. 고마울 따름이다.

> ##

머리카락이 드물면 가난하다
머리 두피. 머리카락

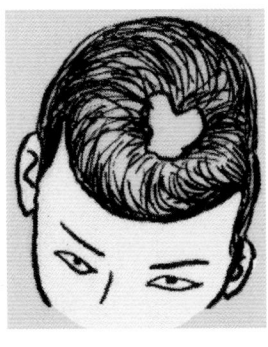

- 머리카락이 드물고 살가죽이 얇으면 가난하게 산다.
- 우리나라 사람의 경우는 머리카락이 검고 윤기가 나면 좋은 상이다.
- 머리카락이 빳빳한 사람은 의지가 강하며, 반대로 부드러우면 정감이 풍부하다.
- 머리카락이 굵으면 남성적이고 적극적이다..

M씨는 40세로, 머리 중앙에서 좌측으로 명함 크기 정도의 화상 흉터가 있었다. 물론 이 부위에는 머리카락이 나지 않았다.
그래서 헝상 스프레이를 사용해서 주위에 나 있는 머리카락으로 그 부위를 가리고 다녔다.
이 경우에는 화상 흉터 바로 옆의 머리카락이 있는 부위에 조직확장기를 삽입한다.

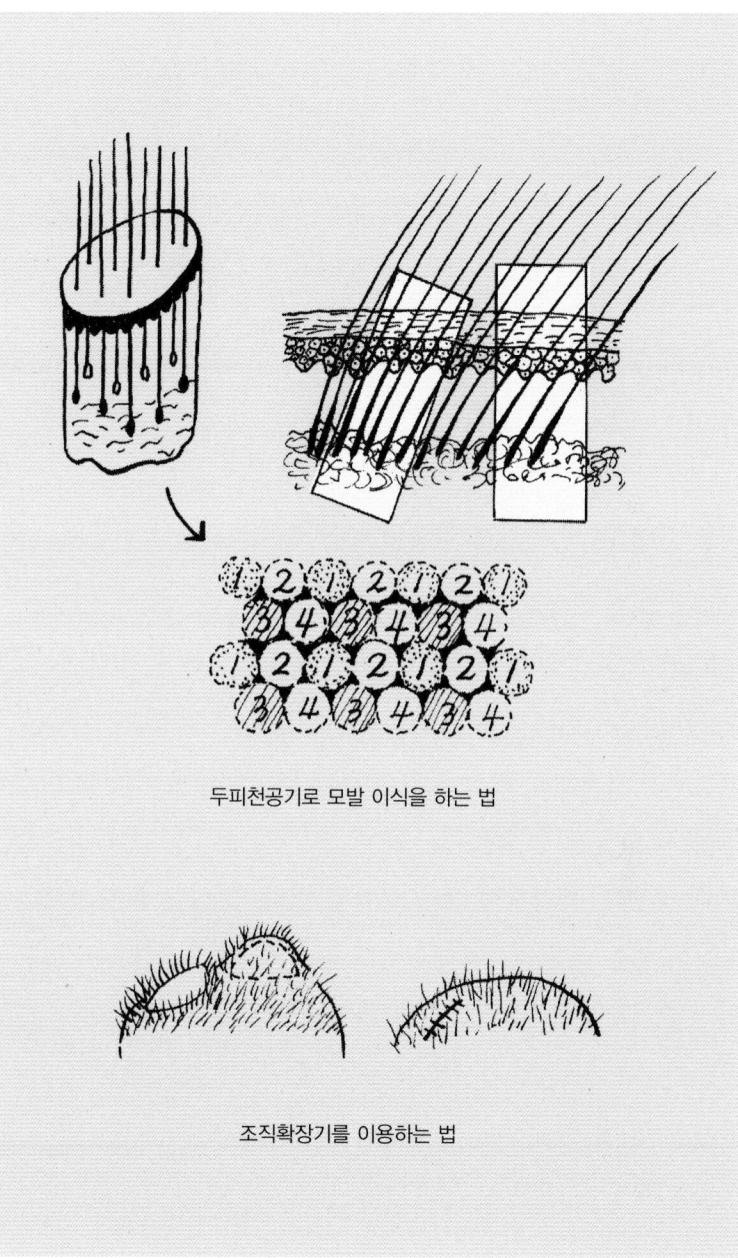

두피천공기로 모발 이식을 하는 법

조직확장기를 이용하는 법

그런 다음 조직확장기에 확장액을 정기적으로 주입하면 풍선처럼 부풀면서 머리 부위의 피부도 같이 늘어난다. 마치 여성들이 임신을 하면 피부가 늘어나는 것과 마찬가지 원리이다.

그후에 화상 반흔을 제거하고 그 부위에 늘어난 피부(여기에는 머리카락이 나 있다)를 덮어주게 되는데, 이것을 조직 확장술이라고 한다.

다시 말해 조직확장술이란 우리 몸의 조직에 만성적인 힘을 가하면 그 조직이 늘어난다는 원리를 이용한 것이다.

아프리카의 어느 민족은 입술이 큰 여자가 미인이라고 하여, 입술을 크게 만들기 위해 아랫입술에 추를 매달아 놓기까지 한다. 이것도 이른바 조직 확장술의 일종이다.

물론 조직 확장술로 시술하더라도 차상 부위의 흉터는 2mm 정도 남아 있게 된다. 하지만 좀처럼 남들 눈에는 잘 띄지 않는다. 이제 머리카락으로 항상 숨기기만 해왔던 화상 흉터는 더 이상 M씨의 고민이 될 수 없었다.

40대 후반의 사업가인 H씨도 역시 어릴 때 입은 화상으로 머리카락이 있는 두피의 4분의 1정도가 흉터였다. 젊었을 때는 주위의 머리카락으로 화상 흉터를 가리고 다닐 수 있었지만, 나이가 들면서 머리카락이 서서히 빠지기 시작하자 더 이상 감출 수가 없게 되었다.

고민을 하던 중 필자가 의과대학의 교수로 있을 때 만났던 한 환자의 소개로 나를 찾아오게 되었다.

가발을 사용하면서 겪었던 에피소드 중 여름에 바이어와 상담할 때 진땀을 흘려야 했던 괴로움, 모자를 쓰고 있는데 누가 차 한 잔하러 가자며 커피숍 문을 열 때의 낭패감 등을 아주 고통스럽게 이야기하였다.

H씨도 조직 확장술을 이용해 흉터를 완전히 제거하기로 했다. 흉터 바로 옆의 머리카락이 있는 정상 조직에 조직 확장기가 들어 갈 수 있는 방을 먼저 작도하고 수술 부위를 마취시켰다.

1차 수술은 조직확장기를 삽입하고 20cc의 소독된 물을 넣은 뒤 수술 부위를 봉합하였다.

수술 부위가 나은 뒤 1주일마다 한 번씩 소독된 물을 피부 속에 묻어 둔 밸브를 통해 조직 확장기 내로 주입하였다. 그러기를 2개월. 머리에 혹처럼 달고 다니던 조직 확장기를 떼어내고 흉터 제거도 하였다.

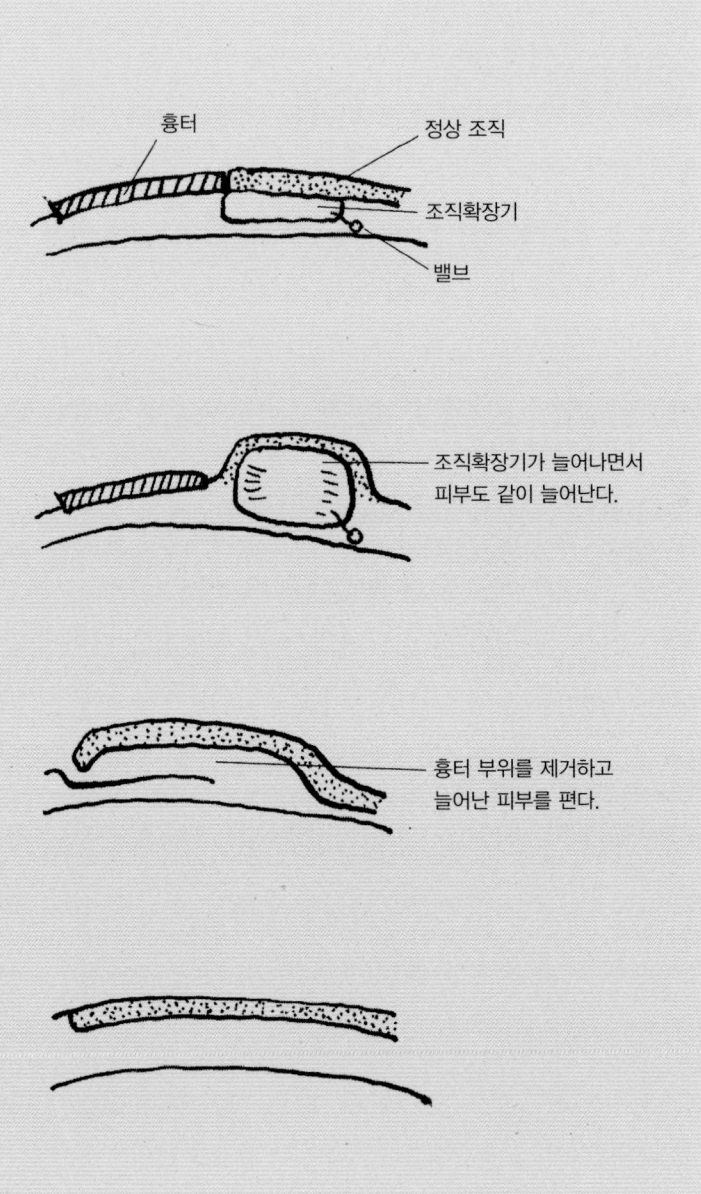

광대뼈가 불거지면 과부 팔자
광대뼈 수술

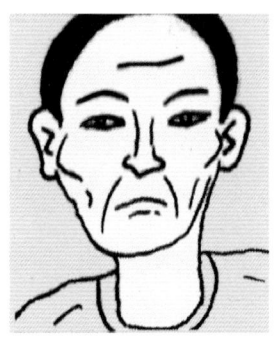

- 좌우 광대뼈가 솟고 풍채가 당당하면 부귀할 상이다.
- 광대뼈의 좌우가 고르지 못하고 너무 높아서 뼈가 보기 흉하게 튀어나오면 빈천할 상이다.
- 광대뼈는 권세와 의지.능력.사회적 활동.수완과 추진력을 나타낸다.
- 광대뼈가 불거지면 고단하게 살며, 옆으로 뻗으면 흉악하고, 여자는 과부가 될 상이다.

광대뼈는 의지의 강하고 약함과 독립심을 판단하는 부위로, 광대뼈가 나온 정도와 색깔 그리고 윤기 등으로 판단하게 된다. 그런데 분명한 형태를 파악할 수 없는 것처럼 판단하기도 어렵다. 대개 남성들은 이 광대뼈가 튀어나와 있는데, 이 부위는 중년기의 운세를 판단하는 곳으로서 알맞게 앞으로 튀어나와 있으면 길상吉相이라고 본다.

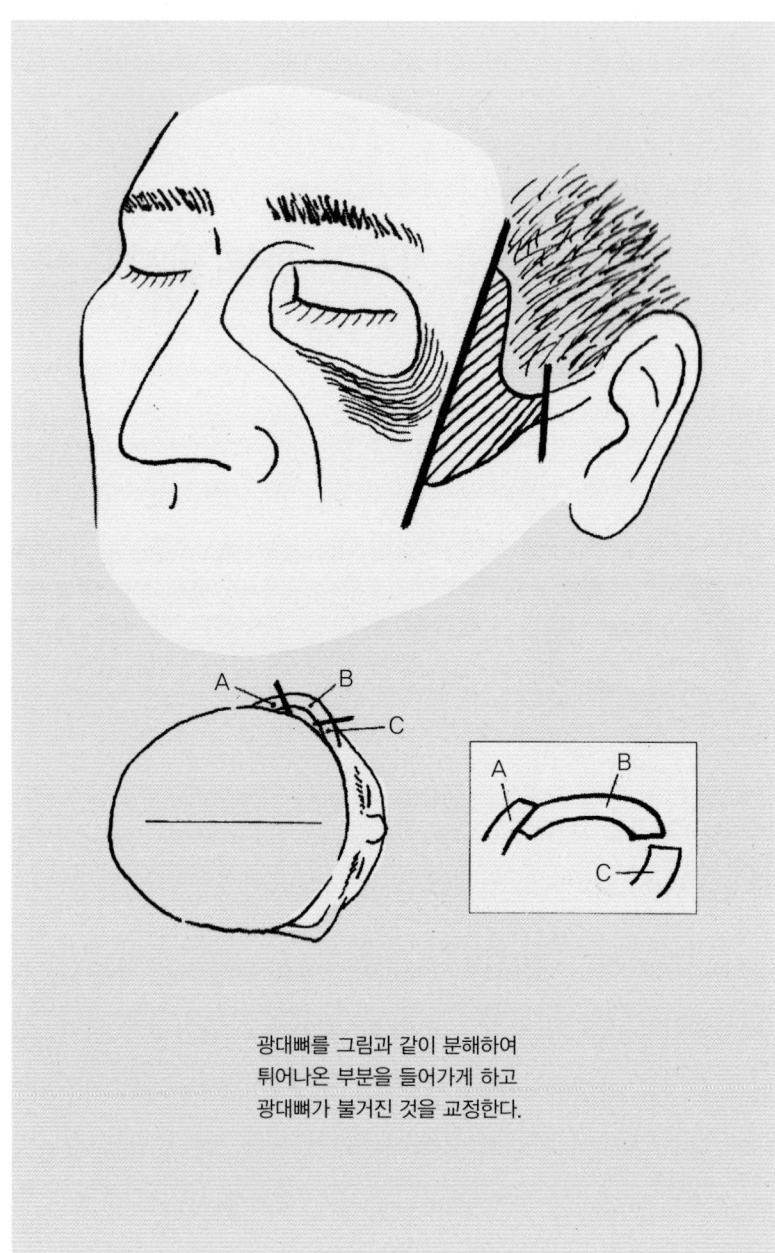

광대뼈를 그림과 같이 분해하여
튀어나온 부분을 들어가게 하고
광대뼈가 불거진 것을 교정한다.

뺨에 살이 없이 쑥 들어가 있으면 고생을 많이 할 상이다. 또 뺨이 불쑥 나온 여자는 고집이 세며 자만심이 강하다.

왼쪽 광대뼈가 낮으면 남자인 경우에는 상처喪妻할 운명이고, 여자인 경우에는 상부喪夫할 운명이다.

광대뼈만 높고 코가 낮으면 하는 일마다 실패가 따르고, 광대뼈가 높고 눈이 작으면 욕심 때문에 망하기 쉽다.

A양의 광대뼈는 앞으로, 그리고 옆으로도 튀어나와 있었다. 학교에 다닐 때는 학생회의 간부까지 할 정도로 아주 활동적이었다고 한다. 그리고 광대뼈로 인해 특별한 어려움은 겪지 않았다. 그러다가 서울에서 유치원 선생님으로 생활하기 시작하면서 고민에 빠지게 되었다.

자기가 가르치고 있는 아이들이 툭 불거진 광대뼈 때문에 무서워 보이는지 자기를 자꾸만 멀리하려 든다는 것이었다. 물론 원생들의 질서를 유지하는 데는 더없이 좋은 인상이지만, 어린아이들에게 친근감을 주기는 어려운 게 사실이다.

그래서 어떤 아이는 좋다고 안아주면 선생님 얼굴이 무섭다며 그만 울어버린다고 했다. 이런 일을 자주 경험하게 된 A양은 자신의 얼굴이 자꾸 싫어지면서 마침내 수술을 하기로 결심했다. 수술은 전신 마취를 한 상태에서 양쪽 귀 사이의 두피에 절개를 가해 양쪽 관골을 완전 노출시켜서 분리한 후 재배치하였다. 그 뒤 거울 앞에 선 A양은 달라진 자신의 모습을 보고 "이렇게 인상이 많이 바뀔 수가 있나?"하고 감탄하였다고 한다.

이제는 유치원 아이들도 쪼르르 달려와서 안긴단다.
이렇게 마음껏 정을 주고받을 수 있게 되었으니, 유치원 선생님이라는 자신의 직업이 마치 천직 같이 느껴져 더욱 더 애착이 간다고 했다.

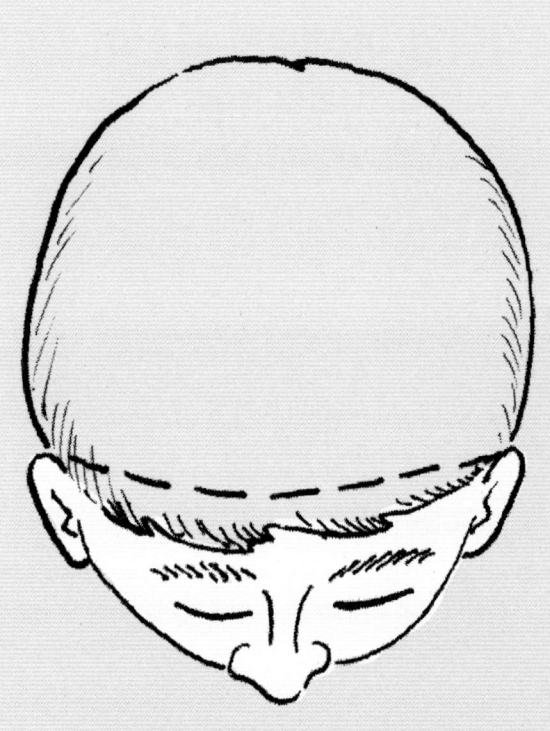

위에서 머리를 보았을 때,
양쪽 귀를 잇는 두피에 절개를 가하여
피부를 박리한 다음
관골에 이르도록 하여 수술을 한다.

사각턱인 여성에게 독신이 많다
사각턱 수술

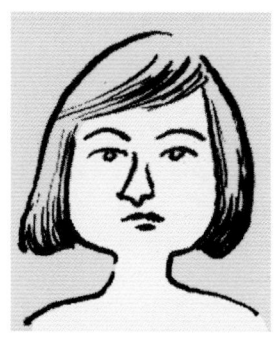

- 첫눈에 보아도 강인한 인상을 주는 네모난 얼굴은 남성적인 상으로, 감정이 무디며 자신의 희노애락을 잘 나타내지 않는다. 특히 애정의 표시나 기교가 없고 단순하다.
- 일하는 것을 사명으로 여기며 애교나 여성스럽고 부드러운 감정이 없으므로 무심하게 보일 수 있다. 따라서 남성으로부터 별 관심을 얻지 못하기 때문에 독신이 많으며, 결혼을 하더라도 생활 전선에 직접 나서게 된다.

얼굴이 작은 편인 K양은 사각턱이었다.

학교 다닐 때는 맡은 일을 너무나 잘해서 항상 칭찬을 받았으며, 졸업 후 직장에서도 궂은 일을 도맡아할 정도였다.

스스로 알아서 하는 것도 있지만 이상하게도 직장 내에서 가장 믿음직스럽다고 신임을 받아 중요한 일은 물론이고 궂은 일까지 자신에게 넘어왔다.

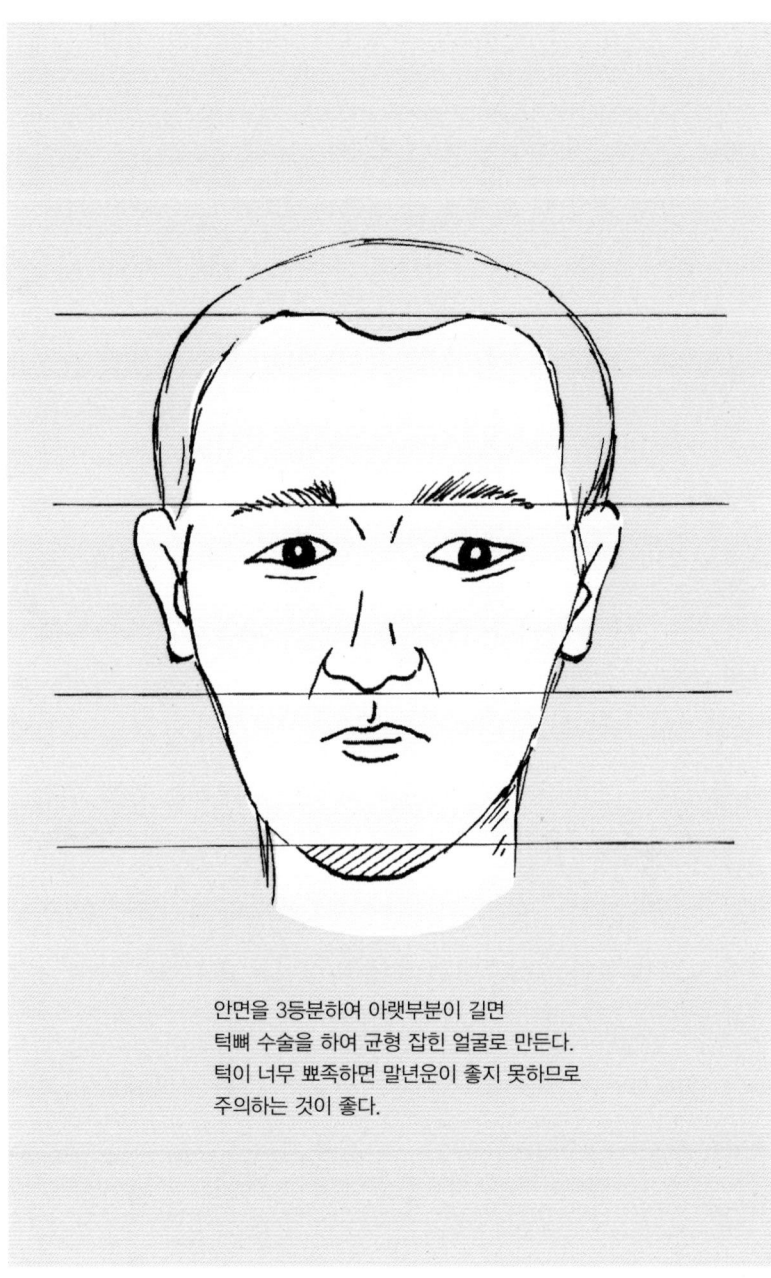

안면을 3등분하여 아랫부분이 길면
턱뼈 수술을 하여 균형 잡힌 얼굴로 만든다.
턱이 너무 뾰족하면 말년운이 좋지 못하므로
주의하는 것이 좋다.

그리고 과장님이나 부장님도 K양에게 수고한다며 식사도 자주 사주었다.

그러나 문제는 자기가 관심 있어 하는 남자 동료들과는 공적인 일이나 단체 회식 때 외에는 잘 어울려지지가 않는 것이었다.

과장님이나 부장님이 일 잘한다고 사주시는 저녁보다, 마음속으로 좋아하는 남자 직원이 개인적으로 사주는 저녁을 더 기대했는데…….

그 이유는 어디에 있을까?

바로 그녀의 딱딱해 보이는 사각턱 때문이었다.

그것을 안 K양은 용기를 내서 사각턱 수술을 받게 되었는데, 수술을 받고 보니 예전보다 훨씬 여성스러워 보였으며 강인한 남성상의 모습은 찾아볼 수가 없었다.

L양은 서비스업에 종사하는 직장 여성으로 입사 당시 좋은 성적과 활발하고 명랑한 성격 때문에 고객을 상대하는 일을 추진력 있게 잘 처리해나갔다.

그러나 어릴 때부터 타고난 사각턱은 L양으로 하여금 강한 인상으로 보이게 하여 여성스럽게 지내고 싶어도 주위에서 자꾸 강한 일만 시키곤 하였다.

예를 들어 L양이 책상에 꽃을 꽂아놓으면 주위 사람들이 놀라는 표정으로 쳐다보기 일쑤였다.

결국 주위의 권유로 수술을 하기로 마음먹고 여러 병원을 돌아다니며 알아본 결과 내시경을 이용한 수술을 받으면 효과가 빠르다는 얘기를 듣고 와서는 "흉터가 생기지 않습니까?" "수술 후 부작용은 없습니까?"하며 본의 아니게 남성스럽게 지내온 지난 날에 대해 꽤 오랜 시간 이야기했다.

수술 전 몇 가지의 피 검사와 X선 촬영을 한 후 전신 마취를 하고 입안을 절개해나갔다.

내시경을 삽입하여 모니터에 비치는 모습을 보면서 자연스런 선을 이루도록 곡선으로 뼈를 잘라나갔다. 양측의 대칭 여부를 확인한 다음 3시간의 회복 시간을 거쳐 퇴원시켰다.

이제 L양은 과거와 달리 예쁜 화장과 옷 잘 입는 방법만 터득하면 귀엽고 일 잘하는 직장 여성으로 변모할 것이다.

사각턱 수술은 내시경을 이용하여 턱의 모양을 보면서 정확한 시술을 할 수 있어서 입 주위를 많이 당기지 않는다. 또 수술 후 별로 붓지도 않으며, 수술 경과도 상당히 빠르다.

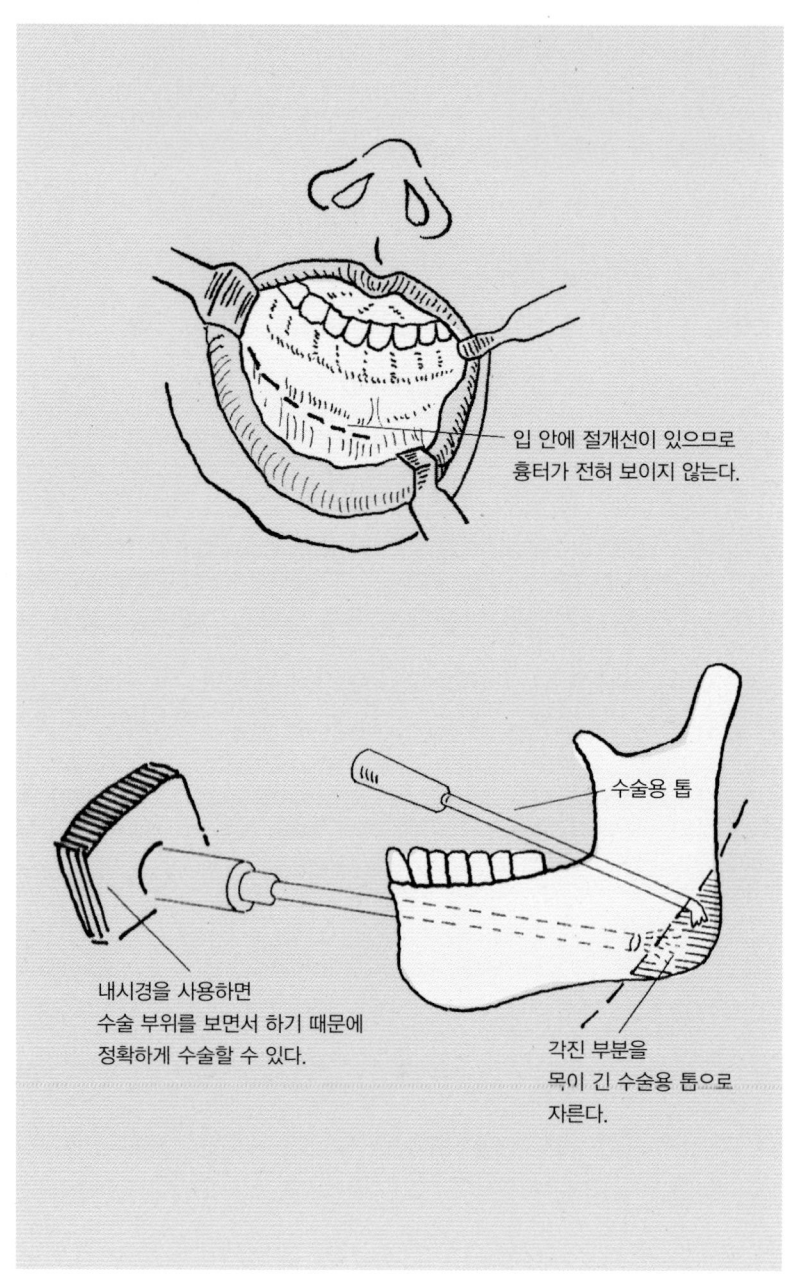

턱이 비대칭이면 성격이 모나고 남을 잘 배신한다
한쪽만 튀어나온 턱

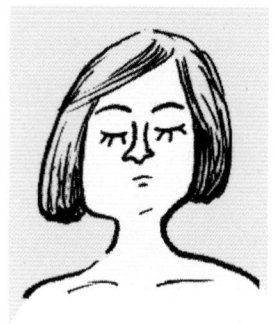

- 턱이 모나면 남성적인 인상을 준다.
- 턱이 둥글게 생기면 애정이 풍부하다.
- 넓은 턱을 가진 사람은 주거운과 말년운이 좋다.
- 턱의 한가운데가 패인 사람은 아주 정열적이고 인기 직업에 적합하다.

P양은 원래 어릴 때부터 왼쪽 이빨이 좋지 못했다. 그래도 치과에 가기가 무서워 부모님께는 말도 안하고 오른쪽으로만 음식을 씹어왔다.

그러던 중 우연하게 친구로부터 자신의 턱이 비뚤어졌다는 지적을 받고는, 그 이후로 자기 턱에 대해 항상 콤플렉스를 느껴 왔다고 한다.

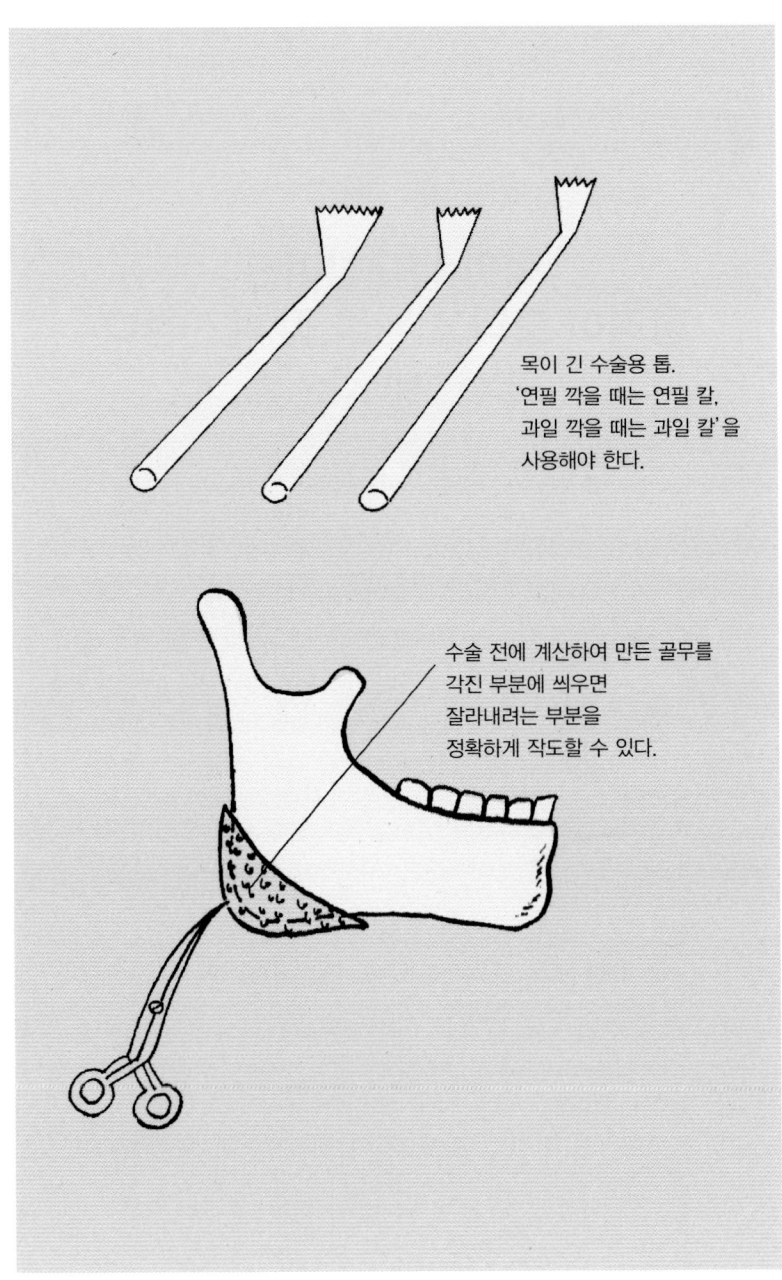

이렇게 되니 P양은 점점 자신감을 잃고 사람 만나기를 꺼리기 시작했다. 또 매사에 신경질적으로 반응하고 성격도 소극적으로 변해버려 친하던 친구들도 하나 둘씩 멀어져만 갔다.

그것은 집에서도 마찬가지였다. 예전에는 동생들도 곰살맞게 잘 챙겨주고, 가끔씩 우스갯소리도 늘어놓으면서 집안 분위기를 환하게 만들었다.

그런데 언제부터인가 성격이 변하는 듯 싶더니 말도 잘 하지 않고 자기 방에만 틀어박혀 있단다.

이런 딸애의 모습에 P양의 부모님은 걱정이 이만저만이 아니었다. 결국 딸애와 어렵게 대화를 나눈 끝에 문제의 원인을 찾아 낼 수 있었다.

딸애는 자신의 턱이 비뚤어져 있는 것을 부모님이 일찍 발견해 고쳐주지 못했음에 항상 불만을 품어온 것이었다.

그 이후로 P양의 부모님은 이 병원 저 병원을 찾아 나섰다. 그런데 병원에서 듣게 되는 대답은 한결같이 이러했다.

"원래 한쪽으로만 음식을 씹게 되면 턱이 비뚤어질 수 있습니다. 그러니 그 습관을 바꾸기만 하면 정상으로 돌아오게 될 겁니다."

그래서 P양은 아주 오랫동안 음식물을 한쪽으로만 씹는 습관을 고치려고 무진 애를 썼다. 그렇지만 얼굴의 비대칭은 좋아질 기미를 보이지 않았다고 한다.

이 얘기를 다 들은 필자는 우선 뼈의 모양이 다를 수도 있다는 설명과 함께 P양의 하악골을 촬영해보았다.

그 결과 실제로 오른쪽의 뼈가 크게 자라 있는 것을 발견하게 되었다. 뼈 자체가 비대칭이었던 것이다.

이렇게 이유를 알아낸 것만으로도 P양은 만족스런 표정을 지었다. 왜냐하면 수술을 받으면 비뚤어진 턱을 교정할 수 있다는 희망을 갖게 되었기 때문이다.

일단 수술은 방학 때 하기로 하고 P양을 돌려보냈다. 그런데 그때부터 수술을 받지도 않았는데 P양의 행동에 많은 변화가 있었다고 한다.

부모님 말씀도 잘 듣고 매사에 비관적이고 반항적이던 아이가 긍정적으로, 그리고 항상 웃는 예전의 명랑한 아이로 변했다는 것이다.

겨울 방학이 돼서야 P양은 턱뼈 수술을 받았다. 그리고 지금은 턱의 모양이 거의 대칭이 되었다.

아직까진 근육의 비대칭이 조금 남아 있지만 원인을 확실하게 알고 있으므로 조심해서 음식을 씹는 습관을 고쳐나가고 있다 한다.

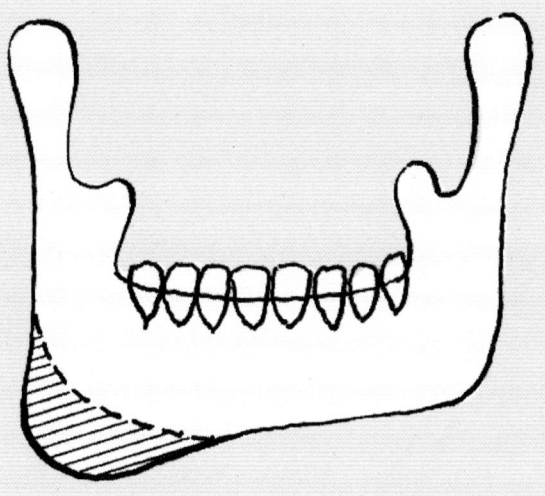

자기 뼈의 크기와 똑같은 크기로 찍을 수 있는
특수 X선 촬영을 한 다음,
비대칭 부위를 체크하여 수술한다.
이때 내시경을 사용하면
모니터를 통해 직접 뼈를 볼 수 있어서
정확한 수술이 가능하다.

배꼽이 크면 부자 될 상이다
배꼽

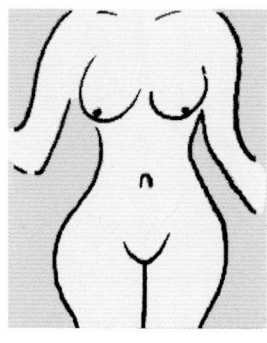

- 배꼽은 생명의 근원이다.
- 넓고 깊으면 지혜와 복록이 많고 도량도 넓다.
- 좁고 얕으면 어리석고 복록이 없으며, 빈궁하지 않으면 요사스럽다.
- 배꼽에 살구 하나가 들어갈 만큼 크면 큰 부자가 될 상이다.
- 여자의 경우 배꼽이 얕으면 자식을 낳기 어렵다.
- 여자의 경우 배꼽에 검정 사마귀가 있든지, 털이 3~4개나 있으면 반드시 부귀하고 자녀로 인해 명성을 얻게 된다.

B씨는 아랫배에 지방이 많았다. 피부도 많이 늘어나 있었고, 배꼽 밑에서 음부 위의 치골까지 복막염 수술을 받은 자국도 선명했다. 물론 배꼽은 푹 들어가 있어 잘 보이지 않았다.

그런데 배가 많이 나오다보니 바닥에 잘 앉아 있기도 힘들었고 허리도 자주 아프다고 했다. 또 조금만 운동을 해도 숨이 차 오르고 빈혈 증세까지도 보였다.

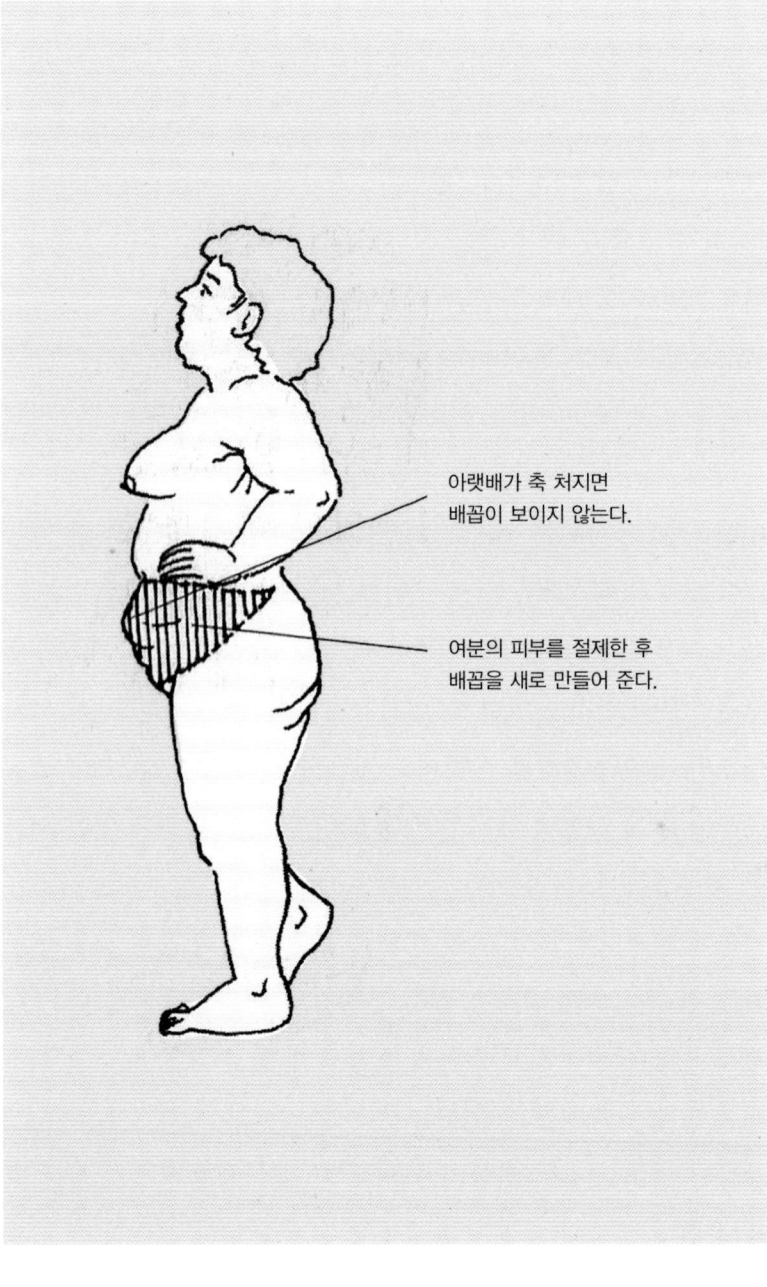

B씨의 경우에는 아랫배에 있는 여분의 지방과 피부를 제거해주는 복부 성형술을 행하였다. 배꼽 하부에서 음부 상부까지의 피부와 지방을 없애고 새롭게 배꼽을 만들어야 했다.

그러나 적당히 만들 수는 없었다. 왜냐하면 배꼽이 작거나 아래로 처져 있으면 관상학적으로 좋지 않기 때문에 넓고 깊으면서 위로 향하도록 배꼽을 만들어야 했다.

관상학에서 보면 배꼽이 넓고 깊으면서 위로 향한 사람은 귀한 상이라고 하며, 반대로 배꼽이 좁고 작으면서 아래로 향한 사람은 천한 상이라고 한다.

이때 늘어난 피부를 위아래로만 당겨주면 앞으로 튀어나온 배는 탱탱하게 잘 형성되지만, 옆구리의 윤곽이 엉망이 될 수 있다. 그래서 피부를 당길 때 위아래뿐만 아니라 안쪽으로도 당겨주어 옆구리가 잘록하게 들어갈 수 있게끔 수술을 해야 한다.

여분의 피부와 지방을 예정대로 절제하고 복부와 옆구리에 걸친 윤곽도 좋게 하면서 새로운 배꼽을 약간 위로 향하게 만들고 나면 피부 봉합을 해야 한다.

배의 끝에서 끝으로 실밥이 밖으로 보이지 않게 성형 외과적 봉합을 한 후 스태플러라는 금속 봉합기를 사용하여 봉합한다. 이렇게 하면 피부의 혈액 순환을 좀더 좋게 할 수 있으며 수술 시간도 상당히 단축시킬 수 있다.

따라서 마취 시간이 짧아지게 되어 환자의 회복 시간도 훨씬 빠르게 된다.

광대뼈가 부러진 것도
성형외과에서 고쳐줍니까?
안면골 골절

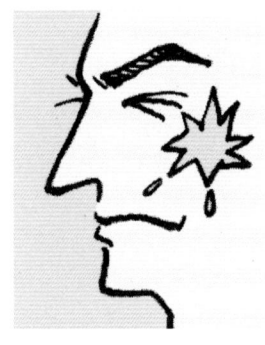

■ 안면골 골절은 이마를 구성하는 뼈인 전두골.코뼈와 광대뼈를 구성하고 있는 관골.아래 이빨이 있는 하악골.윗이빨이 있는 상악골 등에 골절이 일어난 경우를 말한다.

성형외과에서는 종전에 사용하던 수술용 철사(강선) 외에도 미니 플레이트와 마이크로 플레이트를 사용해서 골절된 부분을 더욱 단단하게 고정시키기 때문에 수술 경과가 아주 빠르고 좋다. 한번은 D병원의 외과 과장님과 식사할 기회가 있었는데, 이런 저런 얘기 끝에 광대뼈가 부러진 환자에 대해 이야기하게 되었다.

"아니? 성형 외과에서도 안면골 골절 수술을 합니까? 성형외과

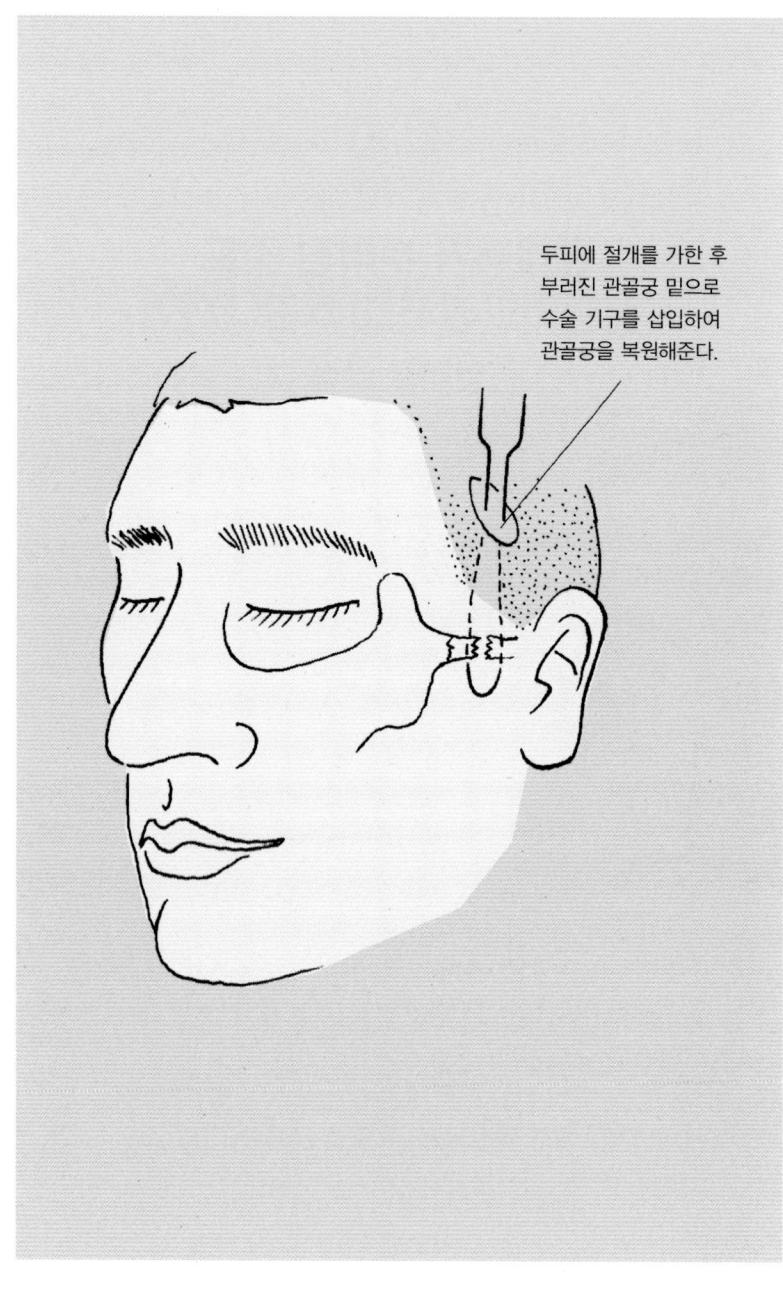

에서는 예쁘게 만드는 수술만 하는 줄 알았는데……"하시면서 외과 과장님이 의아한 눈초리로 내게 물어왔다.

우리 나라의 성형외과는 다른 과에 비해 역사가 아주 짧다. 그래서 나이 드신 선배 의사님들은 광대뼈 등의 뼈 골절은 아예 다른 과에서 수술할 것이라고 생각하는 경우가 많다.

사실 성형외과에서는 쌍꺼풀 수술, 코 높이는 수술, 흉터 수술 외에도 머리카락부터 발톱에 이르는 거의 모든 외과적 수술을 대상으로 하고 있다.

어떤 경우에는 일반외과, 이비인후과, 안과, 흉부외과, 치과 선생님들과 협조하여 광범위하게 조직을 절제한 후의 결손을 재건해 주는 수술을 하기도 한다.

며칠 후 외과 과장님으로부터 광대뼈가 부러진 환자의 수술 의뢰를 받게 되었다.

그 환자는 친구들과 함께 부산으로 여행을 가는 도중 자동차 앞좌석에 앉았다가 그만 사고를 당하고 말았다.

상행선을 타고 질주하던 상대편 차가 갑자기 중앙선을 넘어오는 바람에 미처 피할 사이도 없이 충돌을 일으켰단다. 다행스럽게도 상대편 차가 제한 속도를 지키고 있었고, 이쪽 차량의 옆면으로 살짝 비껴 갔기 때문에 끔찍한 대형 사고는 피할 수 있었다.

그러나 운전석에 앉아 있던 친구와 자신은 앞쪽으로 몸이 확 쏠리면서 얼굴 부위를 다치게 되었다고 한다.

이 환자의 경우에는 전신 마취를 한 상태에서 머리털이 있는 측

두 부위에 절개를 가하여, 수술 기구를 골절되어 가라앉은 뼈 밑에 도달하도록 삽입한 후 적당한 방향과 알맞은 힘으로 뼈를 제자리에 복원시키는 방법을 사용하였다.

수술 시간은 불과 20분밖에 걸리지 않았다. 그러자 수술 방에 있던 간호사와, 심지어는 마취과 선생님까지도 모두 놀라는 눈치였다.

그 뒤로는 안면골 골절 환자가 있으면 성형외과 전문의인 나에게 수술을 의뢰하곤 했다.

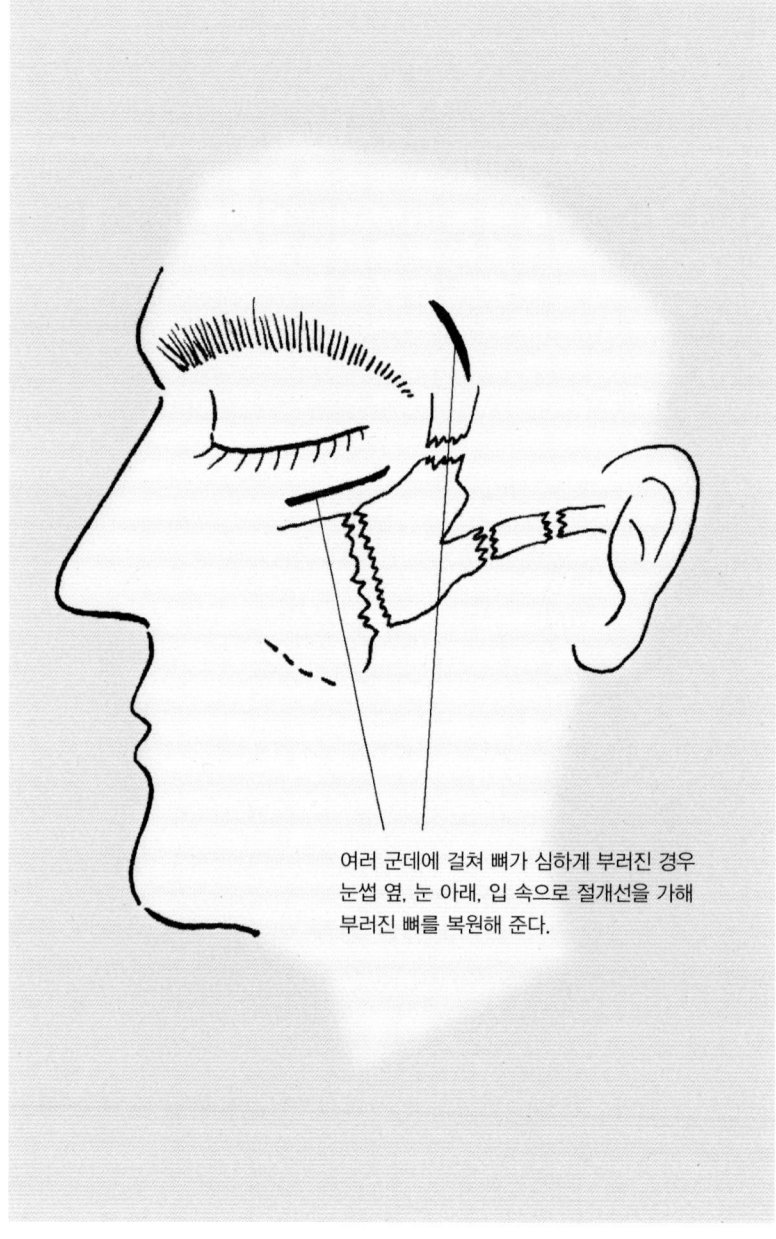

여러 군데에 걸쳐 뼈가 심하게 부러진 경우 눈썹 옆, 눈 아래, 입 속으로 절개선을 가해 부러진 뼈를 복원해 준다.

코뼈는 수술이 잘 되어도 비뚤어질 확률이 높다
비골 골절

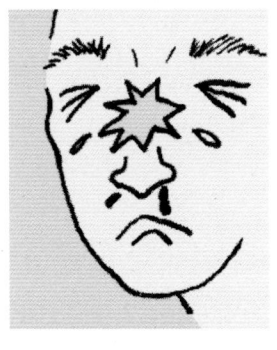

- 코는 외부에서 볼 때 위쪽의 3분의 1만 뼈로 되어 있다.
- 코뼈를 다친 후 바로 복원시키지 못했을 경우에는 7일 정도 붓기를 가라앉힌 후 수술해야 한다.

공사장에서 일을 하던 P씨는 이틀 전에 사고를 당해 코뼈가 부러졌다. 사고 당시에는 코뿌리 부분이 부어 올라서 마치 여우 얼굴을 옆에서 보는 것 같았다.
그런데 이렇게 다치고 난 후 3~4시간 이내에 복원 수술을 하지 못하면 부기가 빠지도록 5~7일을 기다려야 한다.
그 동안에 소염제(염증 반응을 가라앉히는 약)와 항생제를 복용

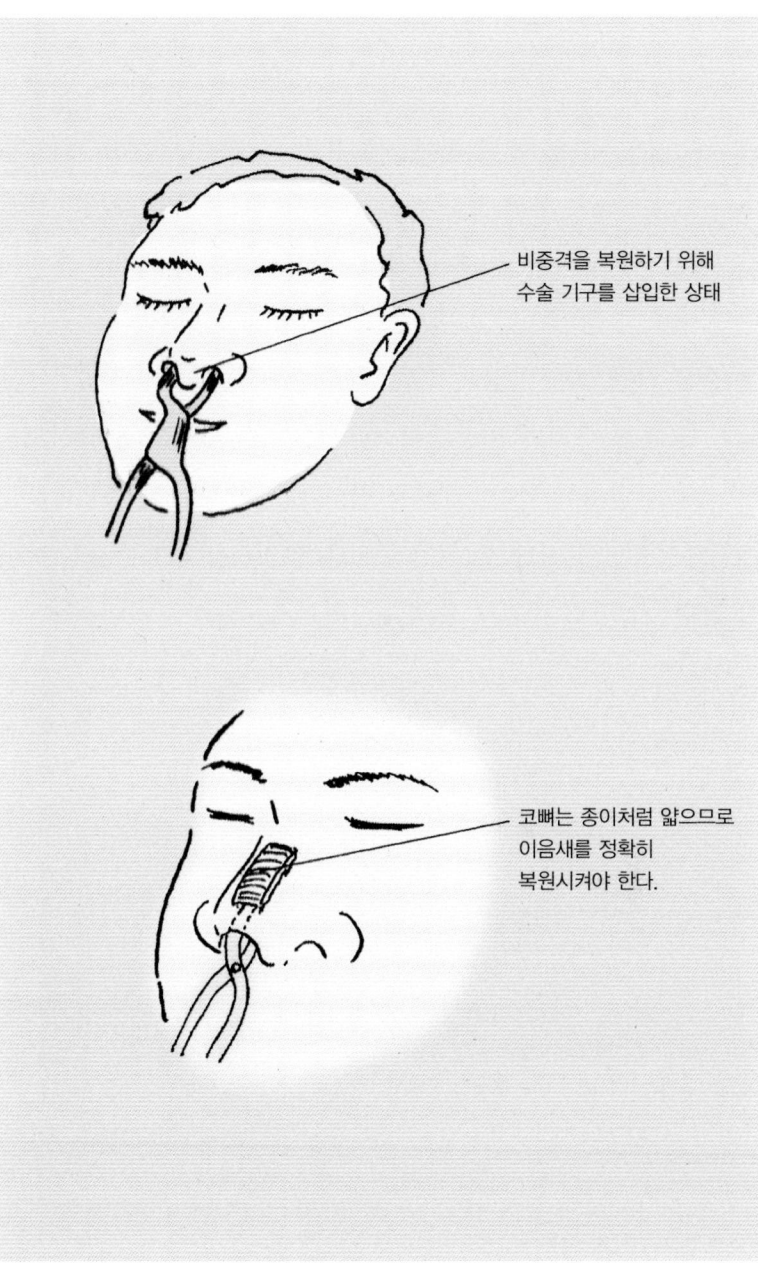

하게 하여 부기가 빠진 후 코뼈를 제자리에 맞추는 수술을 한다. 수술 후 7일간은 부기가 남아 있으며, 3일 간은 콧구멍에 바셀린 거즈를 넣어 압박시켜야 한다.

코는 관상학에서 보면 재물운을 나타내며 41세부터 중년의 대운을 판단하는 곳이다. 코에 상처가 없고 색깔이 좋으면서 윤기가 나면 아주 좋은 상이라고 한다. 그러므로 코에 상처가 날 경우에는 빠른 시간 내에 치료해 주는 것이 중요하다.

특히 코뼈를 다치면 비중격이 휘어지기 쉬우므로 제때에 적절한 치료를 받아야 한다. 코뼈를 잘 복원시키지 못한 경우에는 6개월에서 1년이 지난 후 휘어진 코를 교정하는 성형수술을 받아야 한다.

귓불에 있는 까만 점은 재복을 나타낸다
점

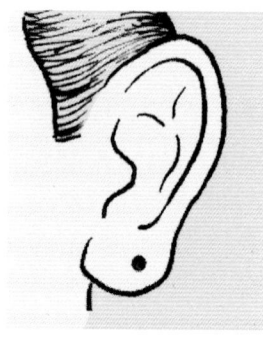

- 얼굴뿐만 아니라 몸에 있는 점은 어떤 것이라도 가볍게 여기면 안 된다.
- 대개의 경우 얼굴에는 좋은 점이 별로 없고, 몸에는 좋지 않은 점이 별로 없다.

누구든 점이 없는 사람은 없다. 얼굴에 점이 많을 경우에는 신경이 쓰이기 때문에 점을 빼려고 병원을 찾는 여성들을 흔히 보게 된다.

물론 아름다워지려는 생각에서라면 이 점들이 고민거리가 되기도 하겠지만 관상학적으로는 이 점들이 모두 나쁜 것은 아니다. 눈썹 속에 있는 점은 관상학적으로 좋다.

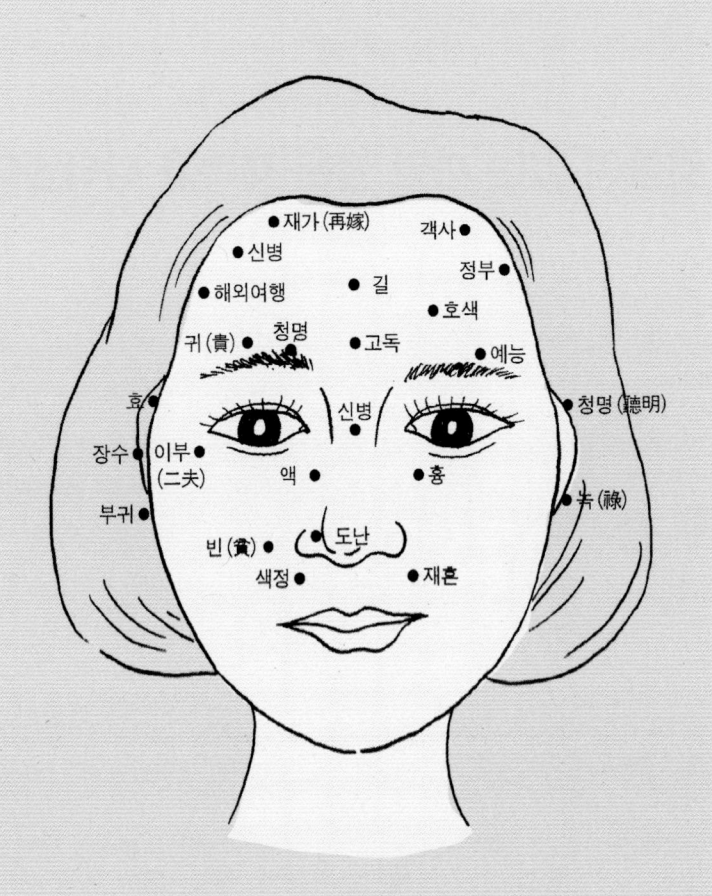

여자의 복점 및 흉점

특히 눈썹 끝의 10분의 9지점에서 1cm 위쪽에 있는 점은 좋다고 한다. 또 눈썹 사이의 코뿌리에 나 있는 점은 관록이 있다.

귓속의 점은 장수하고 귀한 자식을 둘 상이며, 귓바퀴에 나 있는 점은 지혜를 나타내며, 귓불의 점은 재복이 많을 상이다.

배꼽에 나 있는 점은 재운과 장수를 나타내고, 남성의 경우 귀두에 점이 있으면 장수한다고 한다. 유방의 점은 재물을 모으고 유방 사이의 점은 귀한 아들을 둔다.

주근깨가 많으면 비천할 상이며 처자에게 해롭다. 여자의 경우 기미가 많이 끼여 있으면 수명이 짧고 말년이 불길하다고 한다. 60세 이후에 검버섯이 생기면 장수할 조짐이다.

K양은 귓밥에 새까만 점이 있었는데, 그것이 눈에 거슬려서 외출할 때는 꼭 귀걸이를 하고 다닌단다. 아직 구멍을 뚫지는 않았지만…….

그런데 관상학적으로는 귓밥에 새까맣고 영롱한 점이 있으면 재복이 있음을 의미한다고 해서 좋게 본다. 따라서 그 점만큼은 빼줄 수가 없었다.

필자의 이야기를 들은 K양은 이제 귓밥에 나 있는 점을 귀걸이로 숨기지 않고, 오히려 재복이 있는 점이라며 남들에게 자랑하게 되었단다. 친구의 귀에 있는 점들도 유심히 보면서 말이다.

S양은 언제부터인가 콧방울 바로 옆에 커다란 점이 생겼다고 한다. 처음에는 뾰루지처럼 뭔가가 솟아오르더니, 곧 없어지겠지 하는 생각과는 달리 멍울처럼 단단하게 자리를 잡고 곧이어 새까

많게 착색이 되기 시작했다. 한동안은 별거 아니겠지 싶어 그다지 신경을 쓰지 않았는데 시간이 갈수록 자꾸만 커졌다고 한다. 친구들도 S양을 보고는 "코 옆에 웬 점이 생겼냐?"면서 이야기까지 듣게 되었다. 한동안은 파운데이션으로 가리고 다니기도 했지만 점점 커지고 색깔마저 까맣게 변해가자 그것도 별로 효과를 보지 못했다.

마침내 S양은 점을 빼기로 마음먹고 병원 문을 두드렸다. 코 옆에 난 점은 관상학적으로 별로 좋지 못하다. 가난할 상이거나 도난 당할 수가 있다고 보기 때문이다.

점을 빼고 난 S양의 얼굴은 깨끗하고 보기 좋았다. 원래 피부 빛깔이 하얗기도 했고, 코의 모양이며 눈매가 시원시원하게 생겨서 인상도 좋아보였다.

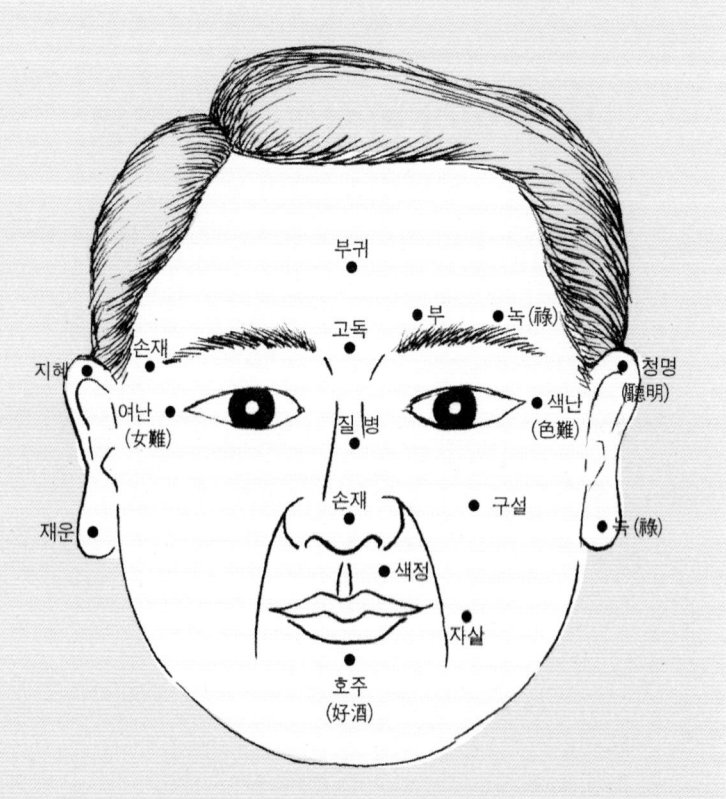

남자의 복점 및 흉점

눈 주위의 반점은 손재 걱정
오타시 모반

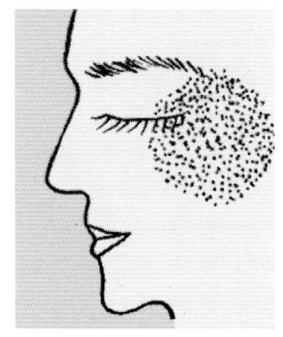

- 눈 주위에 생기는 청갈색 반점인 오타씨 모반은 옛날에는 반뼈이라고 했다.
- 관상학적으로 보면 부부.자식.권세.손재 등에 영향을 주게 되는데, 그 색이 탁하면 좋지 않다.

H양의 경우, 어릴 때 눈 주위에 아주 약한 색으로 나 있던 반점이 사춘기가 지나면서부터 점차 색깔이 진해졌다. 학교에서 잘못하여 뺨을 다친 적이 있는데, 본인은 그 뒤부터라고 생각하고 있었다. 반점의 부위가 넓어지자 H양은 병원을 찾아다니며 치료를 하려고 했지만 별다른 치료법이 없었다.

하는 수 없이 진한 화장으로 보이지 않게 가리고 다녔는데 이것

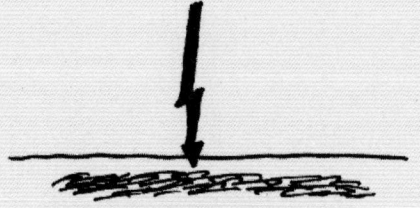

레이저는 강한 에너지를 지닌 빛으로,
한 개의 파장으로 되어 있다.
레이저를 쪼이면 색소의 일부가 파괴된다.

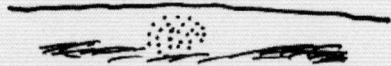

파괴된 색소는 인체의 대식세포가
식작용을 해야만 소실된다.

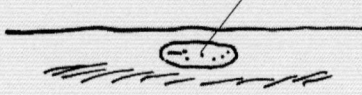

이러한 레이저 치료는
반복적으로 치료해야 한다.

레이저 치료의 색소 파괴 기전

또한 너무나 불편하였다.

한창 나이의 H양은 친구랑 여행 한번 마음놓고 가본 기억이 없었다. 자신이 보아도 흉측하게 느껴지는데 남들이 보면 어떨까 싶은 염려 때문이었다. 그리고 자꾸 진한 화장을 하게 되니까 이제는 피부 트러블까지 생기곤 했다.

H양 같은 경우에는 레이저로 치료하면 완치될 수 있다. 하지만 단 한번에 치유되지 않는다는 사실을 명심해야 할 것이다. 아울러 레이저라고 해서 모든 병을 고칠 수는 없다는 것 역시 분명히 알아야 한다.

레이저란 어떤 매질을 증폭시킨 빛을 말하는데, 이 레이저에는 반드시 ○○○ 레이저라는 표기를 하고 그 종류를 구분하게 된다. 그러나 일반 사람들은 뒷글자인 레이저라는 말만 듣고는 만병을 통치하는 기계쯤으로 생각하고 있으니, 그것이 문제이다.

물론 레이저를 사용하여 예전엔 고치지 못했던 병을 고칠 수 있게 되었다. 하지만 합병증을 많이 일으키는 것 중에 하나가 바로 이 레이저 치료이므로 신중하게 치료를 받도록 해야겠다.

12회에 걸쳐 레이저 치료를 받은 H양은 이제 가벼운 화장으로 얼마든지 남 앞에 나설 수 있게 되었으며, 친구와 하룻밤을 묵는 여행 코스쯤은 스스럼없이 다닌다고 한다.

굳이 관상학적으로 이야기하지 않더라도 H양의 생활은 많이 달라지고 있었다.

K씨는 30대 후반의 여성인데, 오타씨 모반으로 눈 주위에 청갈

색의 반점이 산재해 있었다.

처음 상담을 할 때는 완치된다는 기대감으로 무척이나 들떠 있는 듯 보였다. 선배 의사 분으로부터 "레이저 치료를 한 번만 받으면 완치될 수 있을 것이다."라는 말만 듣고는 나를 찾아왔으니 말이다.

그러나 레이저란 만능이 아니며, 레이저 치료를 받기 시작하면 어떤 경과를 밟아야 하는지를 자세히 설명 해주니 K씨의 들떠있던 표정이 실망의 빛으로 어두워졌다.

한 달이 지나 K씨가 다시 필자를 찾아왔다. 그 동안 생각을 많이 하고, 또 여러 군데 알아보기도 해서 결심을 했다면서…….

물론 한 번의 고통만 참고 완치될 수 있는 병이라면 환자에게 조금도 아프지 않다고 선의의 거짓말도 할 수 있다. 하지만 눈 주위의 오타씨 모반은 적어도 1년 동안은 치료를 받아야만 한다. 그리고 개인에 따라 다르기는 하지만 10회에서 18회 정도 치료해야 한다.

이제 K씨를 치료한 지 6개월이 되어간다. 처음의 시커멓던 반점이 점점 연한 회색으로 변했다. K씨와 필자는 어느덧 긴 레이저 여행을 하는 동반자라는 생각이 들기도 했다. 그리고 시술을 받을 때는 고통이 좀 따르겠지만 종착지에 도달하면 화장을 하지 않고도 아름답게 보이는 미녀가 우리를 반갑게 맞이할 것이라는 부푼 기대감이 있었다.

그런 기대감 때문인지 K씨는 한 번도 거르지 않고 꼬박꼬박 치료를 받으러 왔다.

사실 레이저 치료는 마법의 빛도 아니고 시술을 받을 때 고통이 없는 것도 아니다. 레이저 치료를 하려면 병변에 맞는 적합한 레이저를 선택해야 하고, 숙련된 시술자에게 치료를 받아야 하며, 동시에 환자 스스로의 끈기도 필요하다.

오전에 오신 환자 분들의 치료를 막 끝내고 따끈한 차 한잔을 하며 쉬려고 할 때였다. 방금 레이저 치료를 받은 환자 분이 인사를 하고 가시겠다는 전갈을 간호사에게 받았다.

P씨는 2개월 전에 왼쪽 얼굴의 4분의 1정도를 덮고 있는 검은색 모반을 치료할 수 있느냐며 상담했던 환자였는데, 자기는 부산 시내의 레이저 치료를 한다는 병원은 거의 다 다녀보았고 치료도 받았지만 별로 호전되는 기미를 보이지 않는다고 했다.

그러던 중 우리 병원에 있는 레이저가 좋다는 말을 서울의 모 레이저 회사로부터 들었다면서 필자를 찾아온 것이었다.

그런데 상담을 시작하자마자 정말로 자기 얼굴에 있는 모반을 고쳐줄 수 있겠느냐며 반은 협박조로, 반은 애원조로 얘기를 꺼냈다. 아마도 병원에 갈 때마다 처음에는 완전하게 고칠 수 있다는 말을 듣고 잔뜩 기대에 부풀었다가 그렇게 되지 않자 속도 상하고 화가 나서 그러는 듯싶었다.

현재 P씨는 눈 주위의 병소가 조금은 남아 있지만 몇 번의 치료를 더 받으면 그렇게 오랜 시간 속을 태우던 오타씨 모반이 완전히 사라지게 될 것이다.

1960년 미국의 메이만이 루비 레이저를 발명한 이래 많은 종류의 레이저가 등장하였으며, 웬만한 병원에서는 이 레이저를 모두 갖추고 있다.

요즘 들어 레이저의 뛰어난 효과에 대한 기사가 신문이나 잡지에 많이 등장하면서 대부분의 사람들은 레이저 치료를 받기만 하면 피부 병소가 순식간에 치유될 수 있다고 생각하는 경향이 있다. 예를 들어 문신의 경우도 마찬가지이다.

대개 문신은 흑색이나 청색으로 새기게 된다. 그런데 약간 고급스러운 레이저는 대부분 색 의존성이 있어서 검정색을 보면 에너지를 방출하고 그 열에 의해 검정색이 파괴된다.

이때 피부의 멜라닌 색소도 검정색이기 때문에 만약 문신의 검정색과 멜라닌 색소의 검정색을 똑같이 파괴하게 된다면 결국 문신이 있던 자리가 하얗게 탈색되어 버릴 것이다.

따라서 좋은 레이저라면 피부의 정상 멜라닌 색소에는 흡수되는 정도가 아주 약해야 하며, 반면에 문신의 검정색 혹은 병적인 멜라닌 색소 침착증에만 흡수되어 청소 효과 Clearing Effect가 뛰어나야 한다. 그래야만 제대로 효과를 볼 수가 있다.

결국 '레이저'하면 모두 다 똑같다고 생각해서는 안 된다는 것이다.

작년 10월 한 환자가 모친과 함께 필자를 찾아왔다. 그녀의 은밀한 부위에 문신이 새겨져 있어 그것을 없애기 위함이었다. 여기서 밝히기는 뭣하지만 그 사연을 들어보니 참으로 기가 막히는 일이었다.

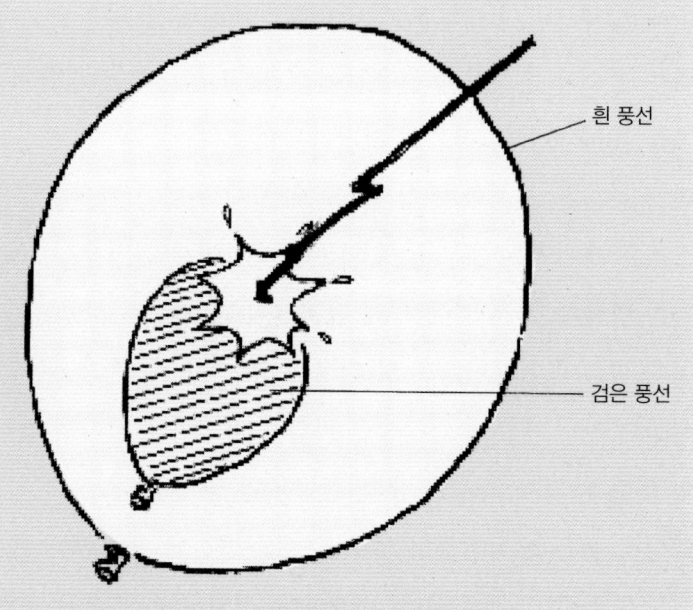

레이저는 일정한 색에만 흡수되는 성질이 있다.
흰 풍선 속의 까만 풍선에 레이저 광선을 쏘면
흰 풍선은 터지지 않고 검은 풍선만 터진다.

우선 내가 그들 모녀에게 해줘야 하는 것은 문신에 대한 일반적인 설명과 함께 레이저 치료에 대해 신뢰감을 갖게 하는 것, 그리고 5차례 이상에 걸쳐 치료를 받아야 흉터 없이 깨끗이 나을 수 있다는 것이었다.

그 환자는 5회의 레이저 치료로 흉터 하나 없이 깨끗하게 완치되었다. 그리고 얼마 후 모친으로부터 다시금 인생의 또 다른 출발을 시작했다는 안부와 함께 감사의 전화를 받을 수 있었다.

역사적으로 볼 때 문신은 선사시대 때부터 종교 의식의 한 표현으로 시작되었다고 알려져 있다. 아프리카나 인도 또는 남양군도의 밀림 지대에서 지금도 원시적인 생활을 하는 비문명인들은 딸을 낳았을 경우 신의 노여움이나 질투를 받지 않도록 갓난아기의 얼굴에다 문신을 하는 풍습이 있다고 한다.

주위에서 문신을 한 사람들을 보면 남성들은 근육미를 자랑하고 싶거나 인내심이 강하다는 것을 과시하려고 문신을 많이 한다. 또 어린 시절 잘못 사귄 친구들의 꾐에 빠져 강제로 문신을 하는 수도 있다.

그러나 어떤 이유로 문신을 했든 간에 문신은 빨리 없앨수록 좋다. 왜냐하면 문신은 대부분 먹물이나 잉크로 착색하기 때문에 언젠가는 이물질 반응을 일으킬 수도 있고, 또 많지는 않으나 피부암을 유발할 가능성도 높다.

L양은 무역회사에 다니고 있는데, 예쁜 용모로 해서 회사 내의 인기를 독차지하고 있단다.

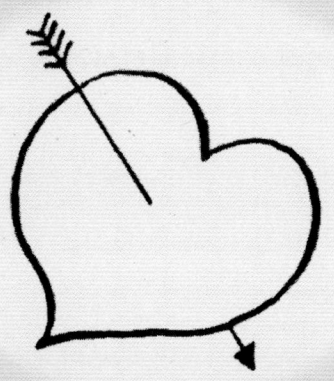

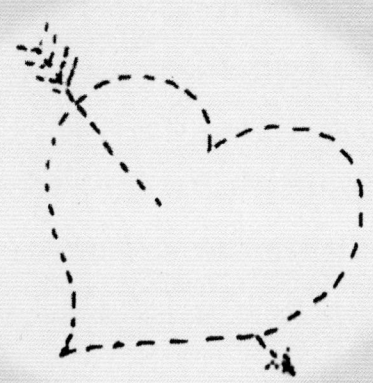

문신을 염산이나 전기 인두로 치료하면
문신 색깔은 없어질 수 있으나 모양 그대로 흉터가 남는다.
레이저 치료에도 선택을 잘못하면 흉터가 남는다.
적당한 기종 및 노하우를 가진 시술자의 선택과
환자의 끈기가 치료 성공의 열쇠.

그러나 오른쪽 눈 주위에 손바닥의 반만한 크기의 갈청색 반점이 있다는 것을 아는 사람은 친구 몇 명과 가족들뿐이었다.

2~3년 전만 해도 반점을 치료하려고 여러 병원을 다녀보았으나 별다른 뾰족한 방법을 이야기해주는 곳이 없어서 한동안 포기하다시피 하였다.

그래서 항상 짙은 화장으로 병변을 감추고 다녀야만 했으니, 친구들과의 장거리 여행은 아예 생각지도 못했고 더운 날 계곡에서 얼굴을 씻을 수도 없었다.

언젠가는 매일 해야 하는 짙은 화장이 자신을 옭아매는 동아줄같이 느껴지고 자기 인생의 모든 출구를 막고 있는 것 같은 환상에 부모님과 신경정신과의 진료도 받은 적이 있다고 한다.

L양은 앞으로의 인생을 위해 이 병변과 싸우기로 결심하고는 서울까지 가서 이름난 병원을 찾아다녔다. 하지만 가는 곳마다 자기 병원에 있는 레이저의 장점만 이야기하고 외국 사람이 나와 있는 팜플렛만 보여줄 뿐, 한국 사람의 치료 전·후 사진은 보여주지 않았다.

사정이 이러니 어느 병원에서 치료를 받아야 할지 판단을 내릴 수가 없었다.

그러다가 미국에 사는 친지로부터 미국에서도 치료 효과가 인정되고 있는 레이저가 한국에도 보급되고 있다는 소식을 들었다. 그래서 물어 필자를 찾아왔다고 한다.

L양은 정기적으로 12차례의 레이저 치료를 받았다. 지금도 자세

히 살펴보면 연하게 표시가 나긴 하지만, 계속 치료를 하면 완치될 거라는 자신감이 붙어서 친구들과 해수욕장이나 계곡에도 마음대로 여행할 수 있게 되었다.

L양은 요즘 들어 산다는 것이 마냥 재미있다고 한다.

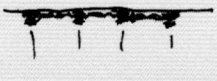

문신의 깊이가 일정하지 않으므로
치료 도중 직선이 점선처럼 되는 과정을 겪는다.

단면도 위에서 본 모양

쌍꺼풀 수술로 피부 이식을 한다
피부 이식

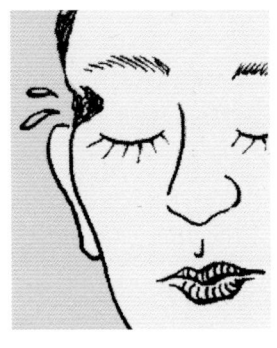

- 왼쪽 눈의 쌍꺼풀 수술을 하면서 잘라낸 조직을 오른쪽 눈의 살이 패인 부분에 전층 피부 이식을 해주고 오른쪽 눈에도 쌍꺼풀을 만들어준다.
- 오른쪽 눈의 쌍꺼풀 선이 바깥 쪽에서 약간 희미해진 것은 4개월쯤 더 지나면 상처 부위의 흠이 희미한 쌍꺼풀로 변하면서 보기 좋아진다.

R여인은 교통 사고로 인해 오른쪽 눈두덩이에 살이 패였다. 2주일 동안 치료해도 잘 낫지 않았다. 왼쪽 눈의 쌍꺼풀 수술을 하면서 이때 잘라낸 조직을 오른쪽 눈의 살이 패인 부분에 전층 피부 이식을 해주었다. 그리고 오른쪽 눈에도 쌍꺼풀을 만들어주었다. 2개월이 지난 후 경과를 보러 온 R씨는 상처 부위가 잘 나은 것에는 별 관심을 두지 않고 오히려 오른쪽 눈의 쌍꺼풀 선이 바깥

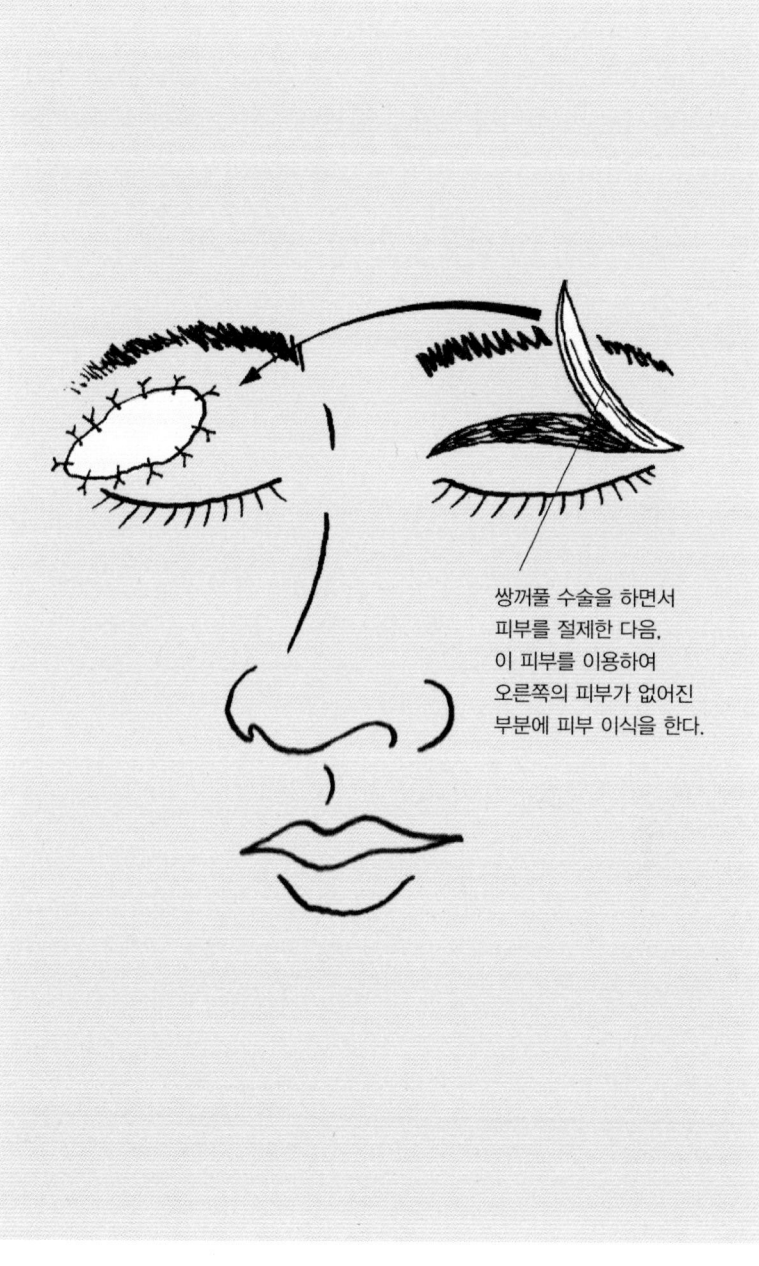

쪽에서 약간 희미해진 것에 더 신경을 쓰는 것 같았다.

그래서 앞으로 4개월쯤 지나면 상처 부위의 흠이 희미한 쌍꺼풀로 변하면서 보기 좋아질 거라고 설명해주자 그제서야 안심했다. R씨뿐만 아니라 대다수의 여자 분들은 다쳤을 때의 그 위급한 상황과 그것 때문에 수술까지 받았다는 기억은 까마득히 잊어버린 채 엉뚱한 것에 더 신경을 쓰는 것 같다.

참으로 알다가도 모를 일이다.

수술 후 상처가 잘 낫지 않으면 성형외과로…
수술 후의 잘 낫지 않는 상처

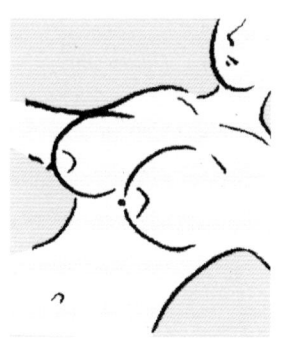

■ 유방암 수술을 받은 경우 3일째부터 수술 부위에 염증이 생겨 잘 낫지를 않을 경우, 그 외피를 말끔히 제거한 다음에 근육의 일부나 건강한 조직의 일부를 채워주고 피부를 봉합하면 잘 낫는다.

외과 수술을 받은 후 상처가 잘 아물지 않는 경우가 있다. 이렇게 되면 수술을 담당했던 의사도 그렇거니와 수술 받은 환자의 고통은 이루 말할 수가 없다.

P씨는 유방암 수술을 받은 환자였는데, 수술은 잘되었다. 그런데 3일째부터 수술 부위에 염증이 생겨 잘 낫지를 않았다.

수술했던 의사 분의 요청으로 그 환자를 진찰했는데, 이미 상처

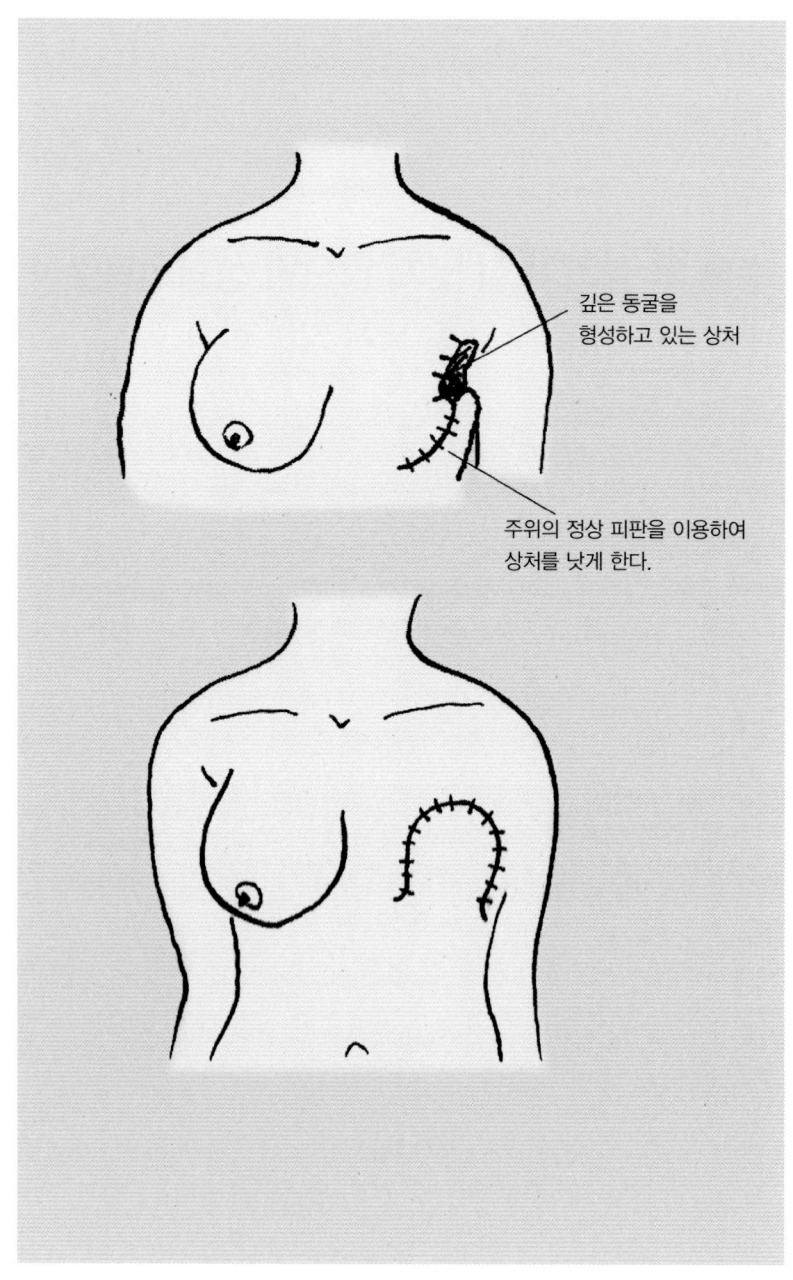

는 피부의 바깥층 외피를 형성하여 동굴을 만들고 있었다.

이런 경우에는 그 외피를 말끔히 제거한 다음에 근육의 일부나 건강한 조직의 일부를 채워주고 피부를 봉합하면 잘 낫는다.

계획대로 수술은 잘 진행되었고, 경과도 좋아서 상처 부위가 말끔하게 나았다.

>
지방세포를 채취해 푹 패인 부위를 메운다
지방 주사

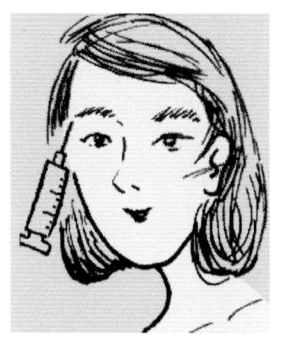

- 우리 몸에 필요한 3대 영양소는 지방.단백질.탄수화물이다.
- 지방만이 지방세포를 구성하고 있는데, 이 지방세포는 인체의 한 부분에서 다른 부분으로 이식할 수 있다.
- 복부나 서혜부, 엉덩이에서 주사기로 지방을 빼내 인체 중에 푹 꺼져 있는 부분의 추형을 재건할 수 있다.

P씨는 눈썹 양옆이 유난히 꺼져 있었다. 관상학에서 이 부분은 부부궁이라고 하여 부부의 인연과 금실을 보는 곳이기도 하다. 이곳이 꺼져 있으면 부부의 인연이 좋지 못하고 설령 같이 살아간다고 해도 부인은 남편에 대해, 또 남편은 부인에 대해 항상 불평불만을 품고 티격태격한다고 한다.

P씨의 경우 이 부분이 움푹 꺼져 있어서 얼굴에 각이 져 보였다.

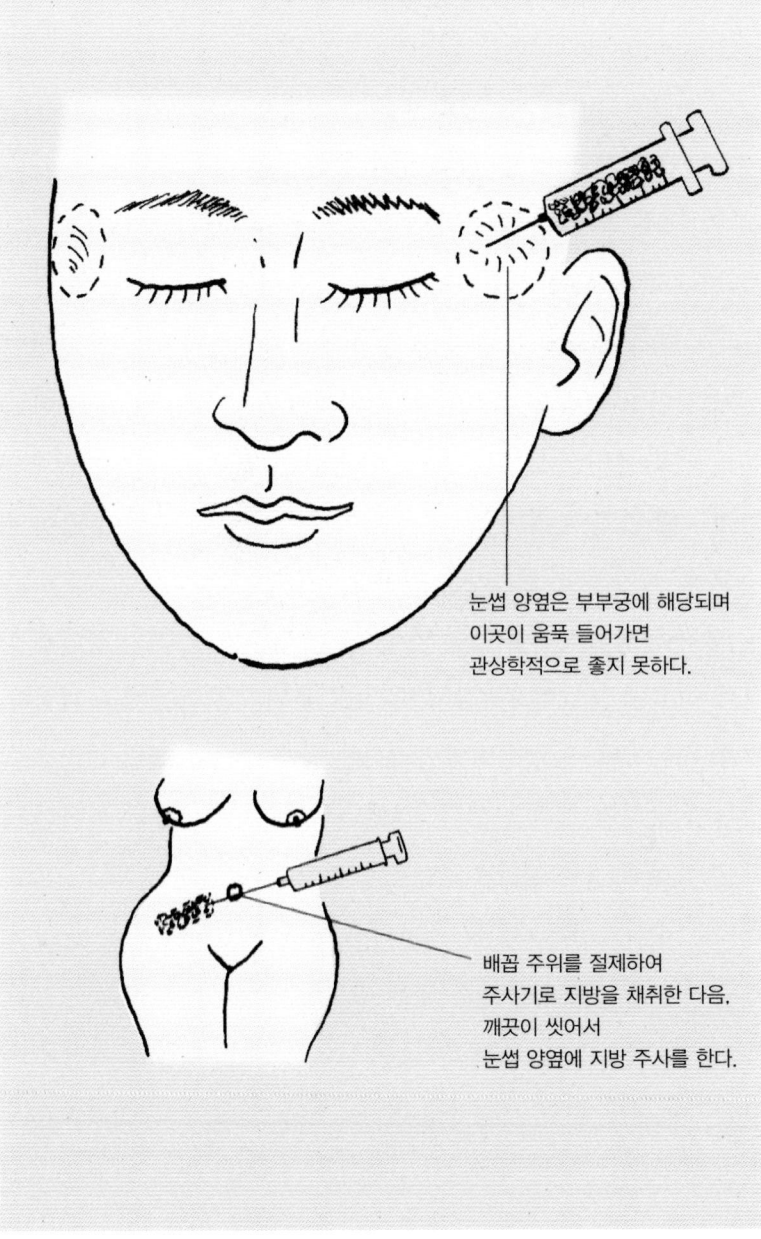

눈썹 양옆은 부부궁에 해당되며
이곳이 움푹 들어가면
관상학적으로 좋지 못하다.

배꼽 주위를 절제하여
주사기로 지방을 채취한 다음,
깨끗이 씻어서
눈썹 양옆에 지방 주사를 한다.

지방세포를 채취해 푹 패인 부위를 메운다

이럴 때에는 복부에서 지방을 채취한 다음 양쪽의 꺼진 부분에다 주사를 하게 된다.

그런데 자기지방은 생각보다 많이 흡수되기 때문에 약간 튀어나올 정도로 지방 주사를 하였다. 그런 후 충분한 마사지를 해주었다. 이제 P씨의 눈썹 양옆의 꺼진 부분이 좋아졌으니 부부간의 불만도 점차 사라질 것으로 믿어본다.

B씨는 30대 주부로, 5년 전에 성형외과 전문의가 아닌 다른 병원에서 상안검 수술을 받았는데 그때 지방을 너무 많이 빼서 이 부분이 움푹 패인 상태였다. 한데 이 부분이 너무 움푹 패이면 관상학적으로 별로 좋지 못하다. 주택이나 부동산에 구설이 많이 따르고 일생 고독할 상이라는 것이다.

또 그런 관상학적인 견해를 떠나서도 B씨는 움푹 패인 상안검 때문에 얼굴에 그늘이 지면서 전체적인 분위기가 어둡게 느껴졌다. 평소 관상학에 관심이 있었던 B씨는 당시 수술을 했던 원장을 찾아가서 항의를 했다고 한다. 그랬더니 이번에는 움푹 들어간 곳에 콜라겐 주사를 놓아주었단다.

콜라겐 주사를 놓고 난 후 처음에는 좋아 보였지만 차츰 붓기 시작하더니 결국엔 이상하게 변해 버렸다.

B씨의 경우, 수술은 국소 마취를 한 상태에서 절개를 가하고 콜라겐액을 90% 이상 말끔하게 제거한 다음 복부 위의 지방을 채취하여 상안검에 잘 배치시켰다. 그런 후 봉합을 했다. 이렇게 하니 B씨는 예전의 따스했던 눈길을 다시금 되찾을 수가 있게 되었다.

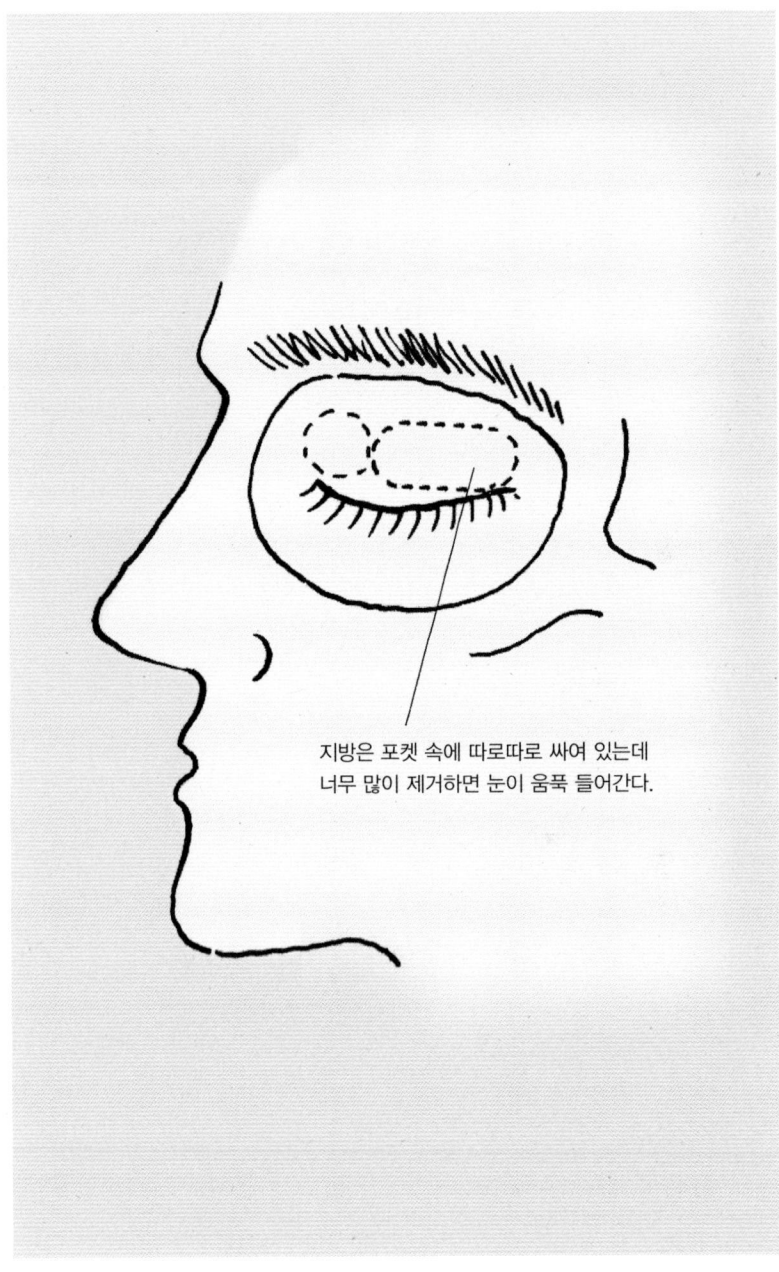

지방은 포켓 속에 따로따로 싸여 있는데 너무 많이 제거하면 눈이 움푹 들어간다.

지방세포를 채취해 푹 패인 부위를 메운다

점돌이란 별명은 이제 끝
조금씩 줄이는 수술

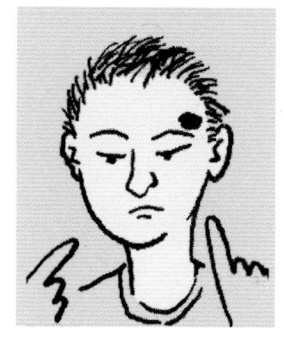

- 얼굴에 있는 점은 가능한 한 흉터를 작게 남기면서 제거해야 한다.
- 욕심을 내서 한 번에 점을 빼면 흉이 생기기 쉽다.
- 빼서는 안 될 복점도 있다.
- 부위에 따라서는 재산상의 손해를 입히는 점도 있다.

점이 있느냐 없느냐는 그 사람의 용모에 큰 영향을 미친다. 예를 들어 입가에 점을 하나 그려 넣었다고 가정해보자. 그러면 왠지 마릴린 몬로나 마돈나가 언뜻 떠오르면서 섹스 어필하다는 느낌을 받기 쉽다.

그럼 이제는 점이 없는 깨끗한 얼굴을 떠올려보자. 조금 전에 받았던 그런 느낌은 들지 않을 것이다.

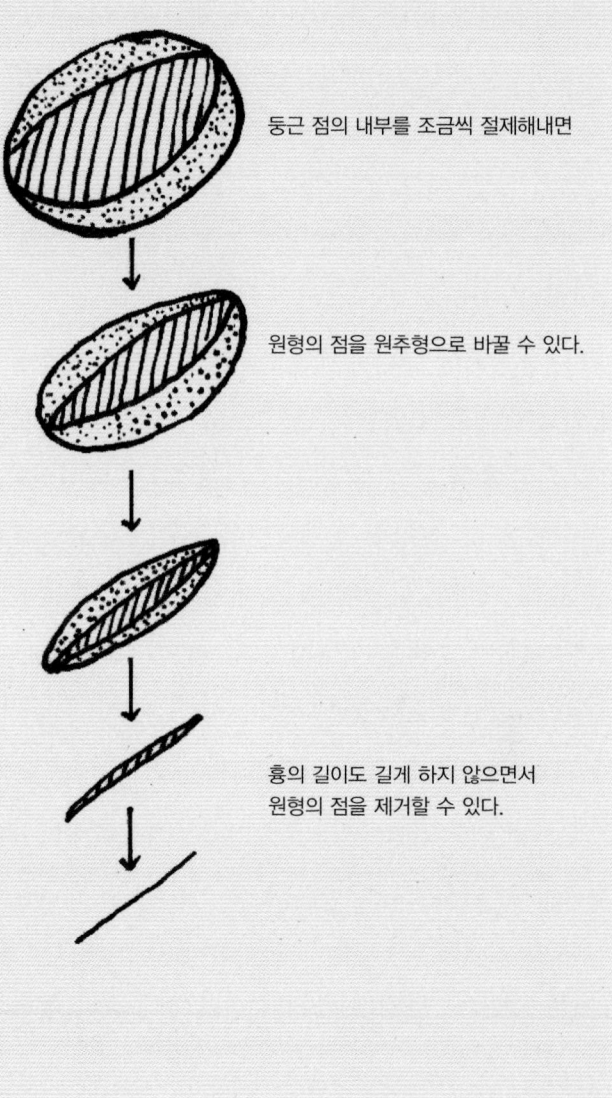

둥근 점의 내부를 조금씩 절제해내면

원형의 점을 원추형으로 바꿀 수 있다.

흉의 길이도 길게 하지 않으면서
원형의 점을 제거할 수 있다.

이렇게 점은 사람의 인상에 결정적인 영향을 미치기도 한다.
그런데 관상학에서도 점은 여러 가지 운을 나타낸다고 한다. 이마의 한복판에 있는 점은 남성일 경우 길상으로서 영달榮達할 운이 있다. 여성일 경우에는 성격이 급하고 남편 운이 별로 없다. 관골에 있는 점은 권력을 남에게 빼앗기게 될 상이다. 또 아래 볼에 점이 있을 때는 남성이라면 사교적인 사람으로서 성격이 밝고 명랑하며, 여성이라면 남편에게 잘하며 가정을 행복하게 이끌어나갈 상이다.

P군은 중학교에 다니는 학생으로, 이마 가장자리에 큰 점이 있어서 별명이 점돌이였다. 사춘기가 되기 전까지는 점돌이란 별명이 그리 가슴에 와 닿지 않았고, 오히려 "혹시 잃어버리더라도 잘 찾을 수 있을 것"이라며 스스럼없이 농담까지 했다.

P군의 점 크기는 눈썹 위에 직경 2cm 가량 되었다. 그러나 어떤 계기로 한번 그 점을 의식하기 시작하자 그후부터는 빼야겠다는 생각으로 꽉 차게 되었단다.

P군처럼 복덕궁에 점이 있으면 재산에 있어 큰 손해를 보는데, 특히 복덕궁에 있는 점은 부동산과 동산 중에서 동산을 의미하는 경우가 많다.

문제는 P군처럼 점이 아주 크다면 한 번에 제거할 수는 없다. 큰 흉터를 남길 수 있기 때문이다. 따라서 P군의 점도 조금씩 줄여나가기로 했다.

이른바 부분 절제술 혹은 시리즈 절제술이라는 것인데, 2~3개월의 간격을 두고 둥근 원에서 납작한 타원형이 되었다가 마지막에는 눈에 보일 듯 말 듯한 아주 가는 선만 남고 점은 사라지는 것이다.

이제 P군은 점돌이가 아니었다. 부모님의 생각에도 항상 꺼림칙하던 눈썹 위의 점을 빼고 나니 기분이 많이 달라졌다고 한다.

P군의 경우와 같이 둥근 점이나 흉터를 제거한 후 그 부분을 봉합하기 위해서는 양옆으로 절개를 연장 해주어야 한다. 이론적으로는 둥근 원의 직경의 4배에 해당하는 절개선을 필요로 한다. 그 이유는 양옆을 그대로 봉합하면 마치 개의 귀처럼 봉긋하게 튀어 오르기 때문이다.

예를 들어 3cm의 직경을 가진 까만 점을 제거하려면 12cm의 (비록 선상으로 눈에 잘 띄지는 않지만) 길다랗게 흉이 남는다. 이 경우엔 까만 점 내부를 조금씩 제거해주는 수술을 반복하면 3cm에서 그리 길지 않는 흉만 남기고 까만 점을 제거할 수 있다.

V-Y 전진피판술

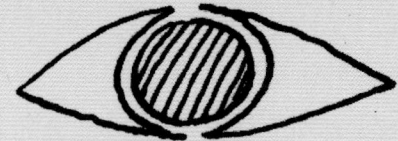

둥근 점을 제거하고 절개를 하면 피부가 약간 벌어진다.

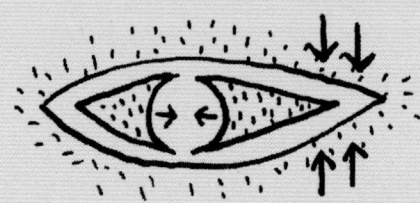

중앙을 당겨서 봉합하면

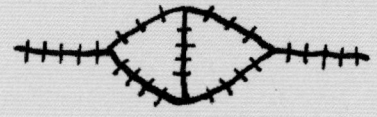

V 모양에서 Y 모양이 된다. 그래서 V-Y 전진피판술이라 한다.

흉터를 완전히 제거하기는 어렵다
흉터 성형술

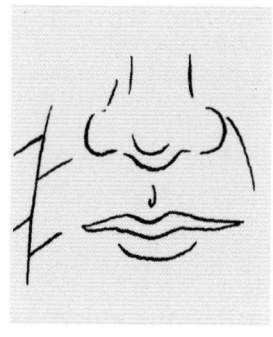

- 흉터는 완전히 없어지는 것이 아니다. 단지 흉터의 방향을 바꾸어서 눈에 잘 띄지 않게 할 따름이다.
- 흉터 수술은 원래 피부의 주름 방향과 일치시킨다.
- 6배의 확대경을 사용하면 정밀하게 수술할 수 있다.
- 지루성 피부는 실밥 자국이 잘 남기 때문에 수술용 접착제를 쓴다.
- 아이들에게는 실밥을 뺄 때의 고통을 줄이기 위해 특수 반창고를 쓴다.

생활이 복잡해지면서 우리는 언제, 어디서 불의의 사고를 당할지 모른다. 또 병이 나서 수술을 할 경우가 생기기도 한다. 이렇게 사고를 당하거나 수술을 하게 되면 반드시 흉터가 남게 된다. 아마도 우리들 중에 신체 어느 곳이든지 한두 군데 흉터가 없는 사람은 없을 것이다. 이런 흉터는 관상학적으로 얼굴의 사마귀나 점등과 함께 간주한다.

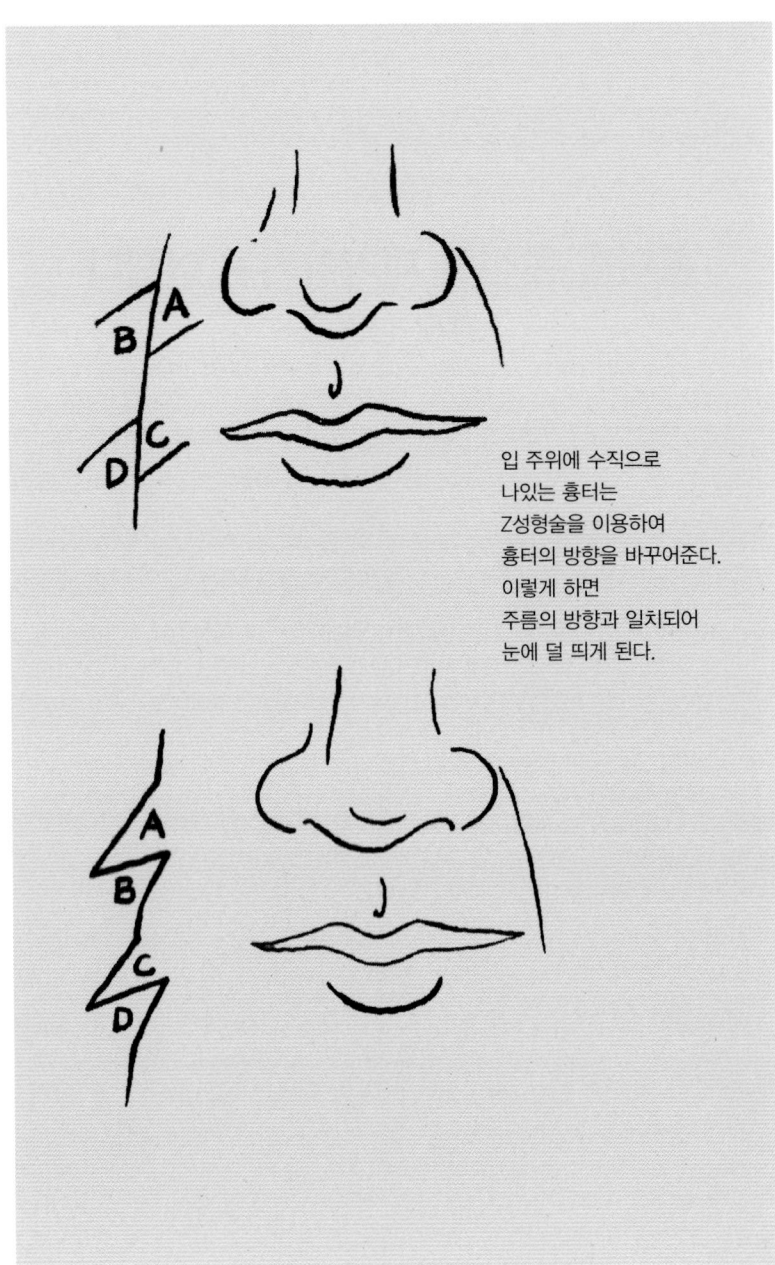

입 주위에 수직으로
나있는 흉터는
Z성형술을 이용하여
흉터의 방향을 바꾸어준다.
이렇게 하면
주름의 방향과 일치되어
눈에 덜 띄게 된다.

흉터 성형술을 받고 싶은 분께서 항상 염두에 두어야 할 점은 수술을 하더라도 흉터 그 자체가 없어져서 본래의 피부와 같이 되리라는 기대는 아예 버려야 한다는 것이다.

이마에 수직으로 흉터가 나 있는 경우엔 Z성형술이라는 것을 이용하여 원래의 주름처럼 방향을 전환시켜 얼른 눈에 띄지 않게 할 따름이다.

그런데 어릴 때 다쳐서 생긴 흉터는 몇 년이 지나면 처음엔 붉고 단단하던 것이 점차로 원래의 피부와 비슷하게 감촉이 부드러워진다. 이처럼 수술 부위도 그 나름대로의 성장 과정을 거치게 된다.

W씨는 이마에 수직으로 길다란 흉터가 있었다. 관상학에서 보면 이마 부위의 흉은 관록궁과 인당에 해당하는데, 이런 흉이 있으면 하는 일마다 마무리가 잘 되지 않는다. 그리고 상속을 받더라도 그 재산을 탕진할 상이다.

수술은 국소 마취제를 주입한 다음, 흉터 부위를 피부면과 완전히 수직이 되도록 제거하였다. 그리고 바닥의 흉터 부스러기도 제거했다. 이제 흉터의 방향만 바꾸면 되는데, 이때 선 하나라도 잘못 그으면 완전히 다른 방향이 되므로 조심스레 몇 번이나 확인하면서 이른바 Z성형술을 실시하였다.

지금 W씨의 이마에 수직으로 나 있던 흉터는 방향을 바꾸어서 이마의 주름과 수평이 되었고, 나머지는 45도 각도를 유지하게 되었다.

앞으로 흉터의 성장 과정이 끝나는 평균 6개월 정도 지나면 흉터가 거의 눈에 띄지 않는 보기 좋은 이마를 지닐 수 있을 것이다.

S씨는 다리에 심한 실밥 자국을 동반한 긴 흉터가 있었다. 5년 전에 다리뼈를 다쳤을 때 수술을 받고 난 후 생긴 흉터였다.

아마도 그때는 흉터보다 우선 뼈를 완전히 치료하는 게 목표였을 테니 다른 것은 생각할 겨를도 없었으리라.

아무튼 이렇게 실밥 자국이 넓게 잡혀 있는 흉터는 한 번의 수술만으로 완치되기 힘들다.

먼저 중간의 넓은 흉터를 제거하고 2개월 후에 다시 똑같은 방법으로 수술해야 했다. 그러나 팔다리에는 아무리 흉터 수술의 결과가 좋다고 해도 1~2mm 정도의 두께로 흉터가 남을 수 있다는 사실을 항상 생각해야 할 것이다.

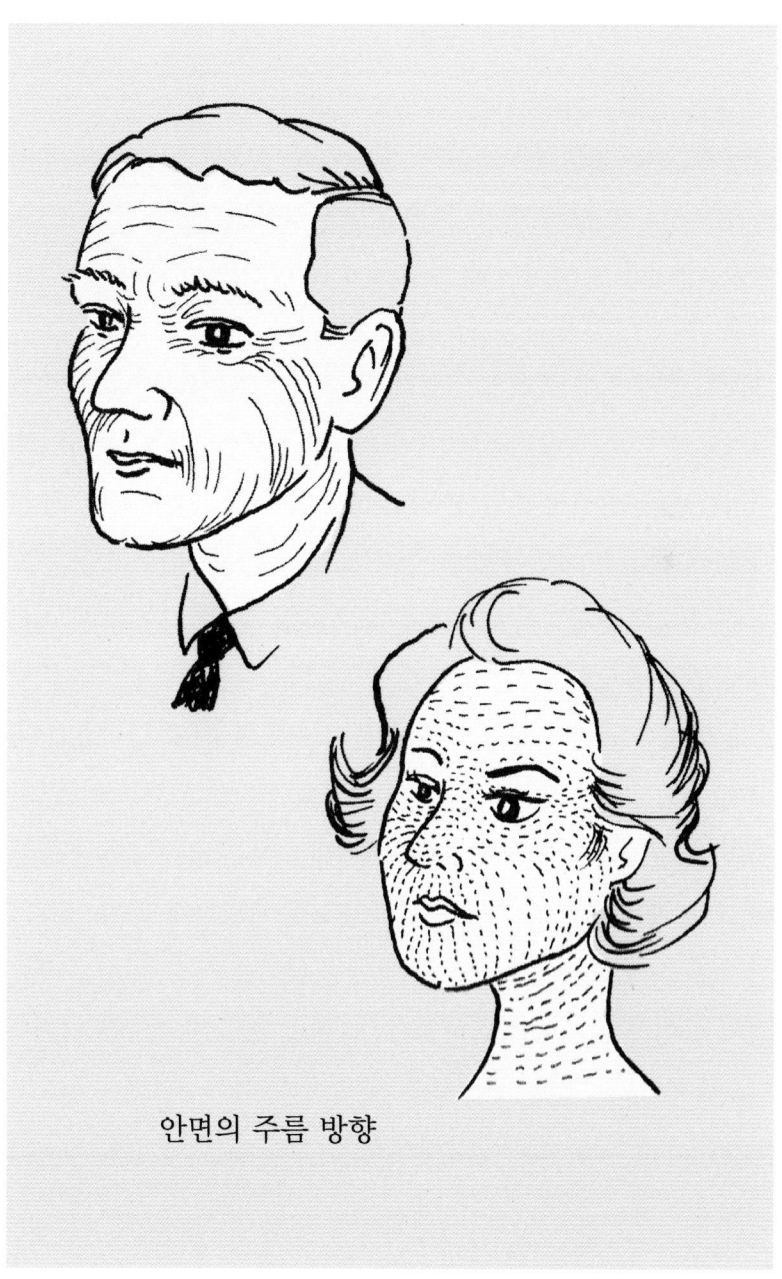

안면의 주름 방향

현미경을 이용한 흉터 수술

얼굴에 있는 작은 흉터의 경우 정밀하게 수술하면 거의 눈에 띄지 않는다. 이것이 이른바 현미경 흉터 성형술이다.
6배의 확대경을 안경처럼 끼고 수술을 하면 머리카락도 반으로 쪼갤 수 있는 정밀 수술이 가능하다.
H씨는 눈 주위에 흉터가 있었다. 눈 주위의 흉터는 부부궁에 해당하므로 이곳에 흠집이나 사마귀가 있으면 남자는 악처를, 또 여자는 못된 남편을 만날 상이다. 그리고 이별하기도 쉽고, 혹 사이 좋게 산다고 해도 뜻밖의 사고로 사별할 수 잇다.
이런 관상학적 설명을 H씨에게 참고로 들려주기도 하면서 여러 가지 인생 상담까지 하였다.
H씨의 경우는 흉터의 방향이 주름의 방향과 거의 일치했기 때문에 수술시 방향 전환에는 거의 신경을 쓰지 않아도 되었다. 단지 더 정밀하게 수술하기 위해서 6배의 확대경을 끼고 수술을 했다. 이렇게 확대경을 끼면 피부의 층층을 뚜렷하게 볼 수 있다.
먼저 흉을 깨끗이 제거하고, 제거해낸 단면을 잘 다듬은 후 피부 속에 들어가는 실로 봉합하였다. 그리고 최근에 개발된 히스토 아크릴레이트(수술용 접착 본드의 일종)를 붙여놓았다.
이것을 사용하면 피부의 상태에 따라 생길 수 있는 실밥 자국을 완전히 없앨 수 있어서 아주 좋은데, 수술 후 H씨의 눈가에는 아주 희미할 정도의 선만 남게 되었다.

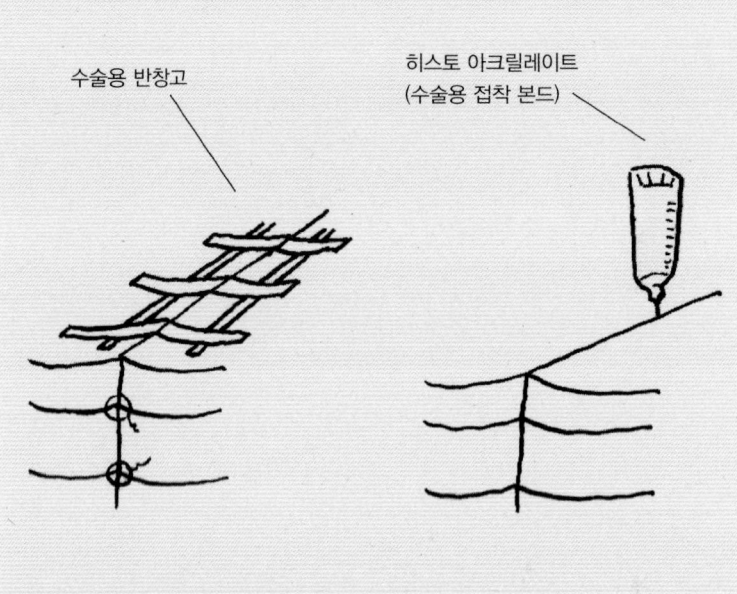

찢어진 상처의 가장자리를 깨끗하게 정리한 후
피부 속을 층층이 봉합한다.
그리고 피부 바깥에 수술용 반창고나
접착 본드를 사용하여 마무리한다.

수술용 특수 반창고

T군은 5세 된 어린이였는데, 놀다가 그만 이마가 찢어져서 병원을 찾아왔다. 다행이 찢어진 부위가 그리 깊지 않아 어린이들에게 쓰는 봉합용 반창고를 사용하기로 했다. 찢어진 부위의 양옆에 특수 약제(콜로디온)를 바른 후, 안에 실이 들어 있는 특수 반창고를 사용하여 찢어진 부위에 알맞게 잘 고정시켰다. 이 경우 대개 10일 정도가 지나면 반창고를 뗄 수 있는데 실밥을 뺄 때 아이들에게 고통을 주지 않아서 아주 좋다.

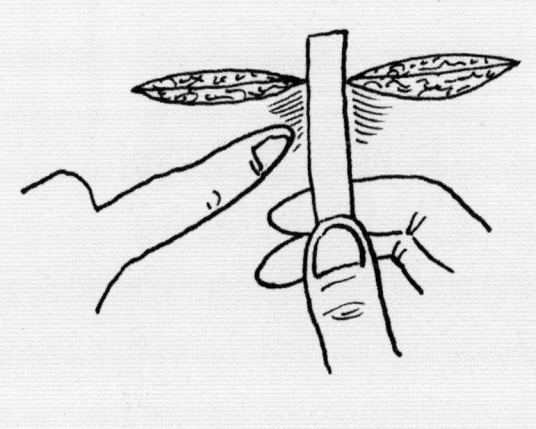

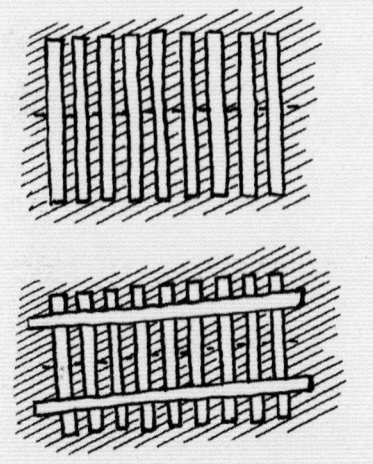

수술용 봉합 반창고

흉터를 완전히 제거하기는 어렵다

혹 떼어 간 도깨비
초음파 진단기

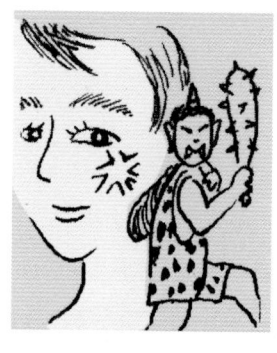

■ 박쥐는 초음파를 쏘아서 아무리 어두운 곳에서도 부딪히지 않고 잘 날아다닌다. 이런 원리로 만든 초음파기기를 이용하면 우리 몸 속에 있는 혹이나 물주머니도 그 크기와 위치까지 모두 알아낼 수 있다..

N씨는 얼굴에 밤톨만한 혹이 나 있었다. 그리고 왼쪽 손목에도 혹이 있었다. 이 혹은 한 번씩 짜면 흰 비지 같은 것이 나오고 손목에서도 찐득찐득한 젤리 같은 것이 나오는데, 칼로 째고 짜내도 다시 생기곤 했다.

이렇게 자꾸 재발하는 이유는 이런 혹들이 자기 껍질을 형성해서 거기에다 자꾸만 그런 물질들을 만들어내기 때문이다.

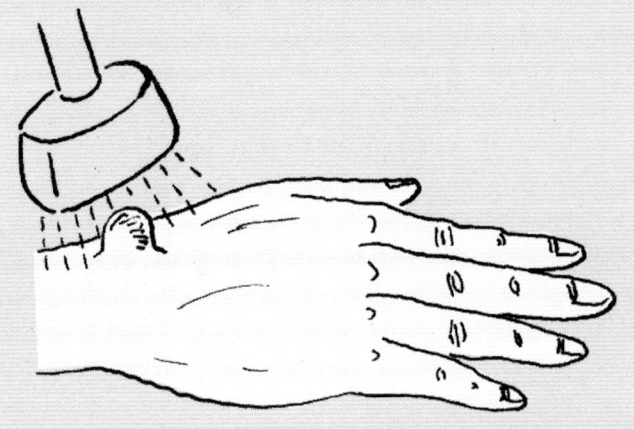

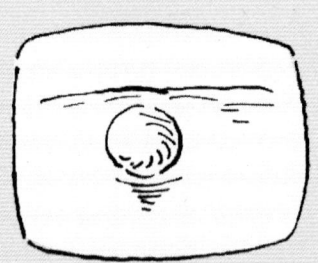

물혹의 크기, 깊이 등의
수치를 알 수 있어
정확한 사전 계획을 세운 후
수술할 수 있다.

손목의 물혹을 초음파 진단기로……

그래서 근원적으로 치료하려면 그 껍질을 전부 제거해주어야만 한다. 이럴 때 초음파기기를 이용하는데, 이런 식으로 정착한 위치를 파악한 다음에 수술을 하면, 수술의 결과가 아주 좋아진다. 수술 후 N씨의 **뺨**에 있던 혹은 마치 도깨비가 가져가기라도 한 듯 그 흔적조차 찾아볼 수 없게 되었다. 그리고 손목에 있던 혹도 손목의 주름에 가려 잘 보이지 않았다.

산부인과에서는 태아의 상태를 검사할 때, 또 내과에서는 간이나 콩팥의 병변을 살펴볼 때 초음파기기를 사용하는데, 이렇게 성형외과에서도 초음파 진단기 이용하여 혹이나 물주머니를 찾아낸다.

❝

이젠 노래도 잘 해요
혀 단소증

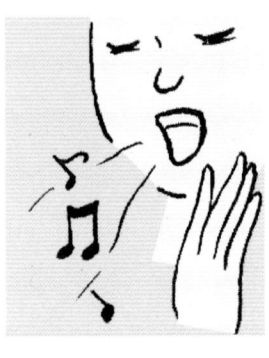

- 입이 큰 사람은 노래를 잘 부른다. 입 안의 공간이 커서 입속의 공기가 충분히 공명할 여유가 있기 때문이라고 한다.
- 혀가 긴 사람도 노래를 잘 부르는데, 특히 'ㄹ' 발음을 아주 잘한다.
- 혀가 길어 코 끝에 이르면 총명한 상이며, 장수한다.
- 혀가 짧으면 천한 상이다.
- 혀가 짧아 발음이 좋지 못한 사람을 어찌 귀하다고 하겠는가?

간혹 혀 자체의 길이는 짧지 않은데 혀 밑의 소대가 짧아서 혀를 입 바깥으로 내밀었을 때 하트(♡) 모양으로 혀의 중앙부가 당기는 사람이 있다.

이것을 '혀 단소증'이라고 하는데, 이럴 경우에는 혀끝 부분의 운동이 원활치 못하므로 당연히 발음상에 장애가 오게 된다.

학교에서 아이들이 하는 장난 중에 혀를 자기 코에 누가 더 갖다

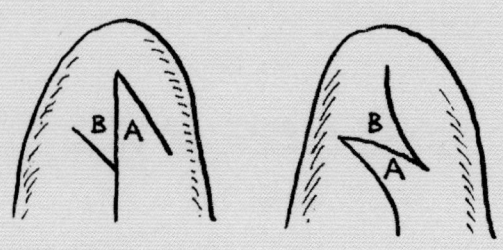

짧은 소대를 Z성형술로 길게 할 수 있다.

혀 단소증

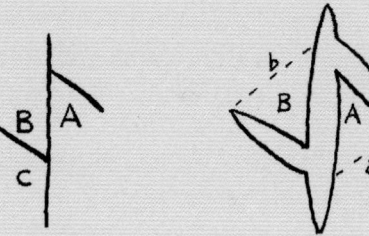

A를 B 사이에 끼우면 a만큼 길어진다.

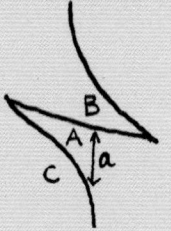

Z성형술의 원리

대나 하는 것이 있다.

K양은 초등학교 1학년이다. 부모님 말씀에 의하면 평소엔 별다른 발음의 장애를 느끼지 못했으므로 무심히 지냈다고 한다. 그런데 어느 날 친구들이랑 혀 내밀기 장난을 한 다음부터 K양은 혀 모양이 이상한 아이로 낙인 찍혀버리고 만 것이다.

옆반 친구들이 와서 '혀를 좀 내밀어보라'거나, 심지어는 상급생 언니나 오빠들까지 와서는 '혀 좀 보자'며 신기해했다.

처음에는 그냥 재미 삼아 낼름 하고 혀를 내보여주면 "와, 참 이상한 혀다. 하트 모양을 하고 있구나."하면서 놀라워하곤 했다. 이런 일이 자꾸 반복되자 K양의 일기장에 "오늘도 5번이나 혀를 보여주었다. 이제는 싫다."라는 문구가 등장하기 시작했다.

평소에는 어른들이 노래를 시키면 "립스틱 짙게 바르고……" 하면서 능청스럽게 노래도 곧잘 불렀는데, 학교에서 그런 일이 있고 부터는 K양의 노랫소리를 들을 수가 없었다.

부모들도 답답했지만 어느 병원에 가서 물어봐야 할지 막막하기만 했다고 한다. "원장님, 성형외과에서도 짧은 혀를 고쳐주나요?"하며 찾아온 부모님과 면담을 했다.

우선 혀의 정상적인 해부학 그림을 그리고 필자의 못난(?) 혀까지 내밀어 보이면서, 혀 단소증일 경우에 시술하는 여러 가지 수술법 등에 대해 자세히 얘기했다.

수술은 국소 마취로 가능하다. 어린 나이였지만 여간 똑똑한 것이 아니었다. 보통 국소 마취를 하면 아플 텐데도 "요 아픈 것만 참으면 곧 아프지 않을 거야. 그리고 수술이 다 끝나면 정상적인 혀가 될 거야."라는 설명에 눈물을 흘려 가면서도 잘 참아 주었다.

입안에 마른 거즈를 가득 채우고 코로만 숨을 쉬게 한 뒤 만일을 대비하여 입안의 거즈 속에 흡인기를 꽂아두었다. 예상 밖의 피가 나면 거즈에 묻게 하고, 그 양이 더 많아지면 흡인기로 빨아낼 생각으로…….

혀를 위로 잡아당긴 상태에서, 혀 밑면의 짧은 소대를 얇은 종이를 반으로 나누듯이 살짝 메스를 가했다. 그리고 양쪽의 피부에서 이른바 Z성형술을 시행하였다.

이제 짧았던 소대가 Z성형술을 해줌으로써 한 변의 길이만큼 길어졌다.

수술 직후 혀를 내밀어보게 하여 하트(♡) 모양이 되지 않음을 아이의 어머니에게 확인시켜 주었다. 수술 경과는 아주 좋았고, 일주일 후에 실밥을 빼러 온 K양에게 장난 삼아 노래를 시켜보았다. 그러나 부끄러워서인지 노래를 부르지는 않았다.

3주일 후 부모님에게 전화가 왔는데, "이제는 혼자서도 노래를 곧잘 부르는 옛날의 명랑한 아이가 되었다."며 감사 인사를 전했다.

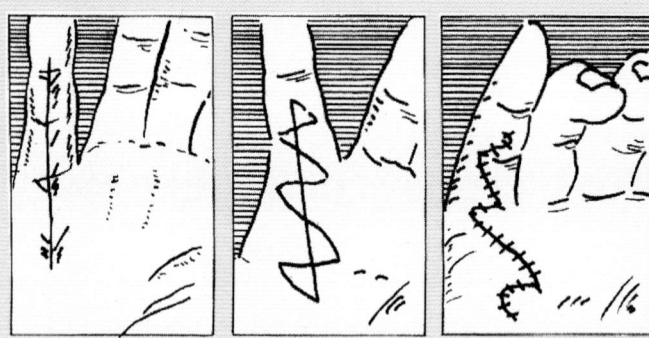

화상 흉터로 새끼손가락이 당기는 경우,
Z성형술을 하면 길이를 길게 할 수 있으므로 새끼손가락이 퍼지게 된다.

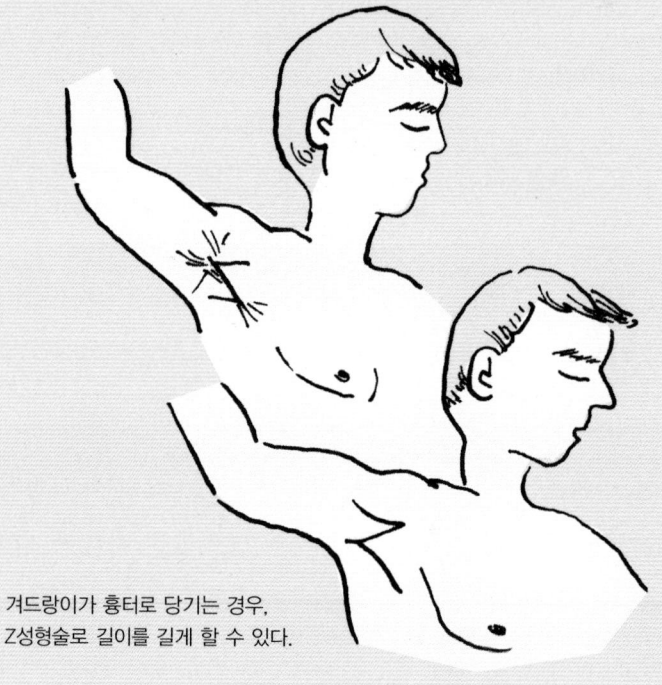

겨드랑이가 흉터로 당기는 경우,
Z성형술로 길이를 길게 할 수 있다.

이젠 노래도 잘 해요 | 233

아이들 상처엔 이런 방법으로…
찢어진 상처

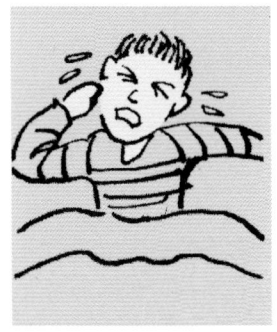

- 아이들은 피를 흘리는 상처를 입으면 그 충격이 오래 간다.
- 이 경우 부모님들은 무엇보다 침착해야 하고, 우선은 피가 멈추도록 상처를 압박해주어야 한다.
- 아무리 급해도 여유는 있으니까 깨끗이 소독한 후 24시간 내에 성형외과를 찾는 것이 좋다.
- 급한 마음에 굵은 실로 봉합하면 평생 후회한다.

아이들은 원래 놀기도 잘하고, 투닥투닥 싸우기도 잘한다. 그러면서 몸도 마음도 건강하게 잘 자랄 것이다. 그런데 이렇게 토닥거리며 놀다보면 누군가 꼭 울음을 터뜨리는 사태가 벌어지고 만다.

어떤 때는 피까지 흘리는 경우도 있는데, 피를 본 아이는 피에 놀라서 울고 어른은 피 나는 것과 우는 아이 때문에 당황해서 허둥

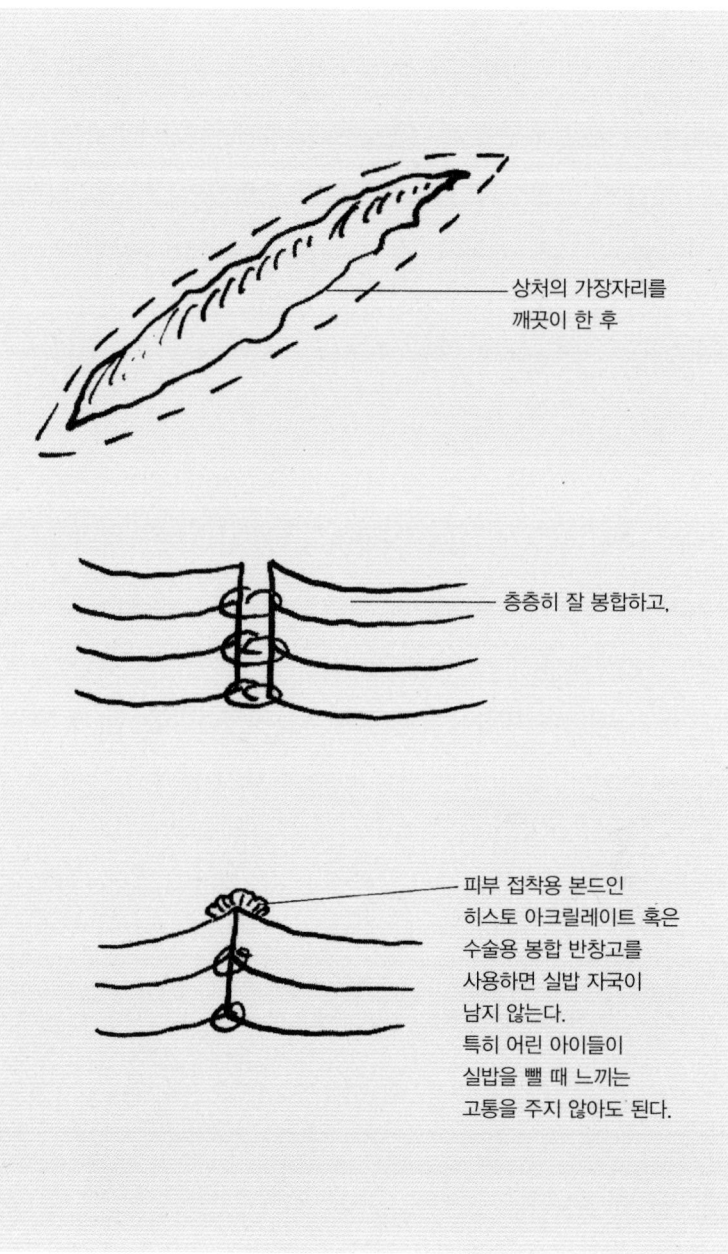

지둥 정신이 없어진다.

필자 역시 짓궂은 일이라면 모두 도맡다시피 하는 개구쟁이 자식 놈이 있는 터라 부모들의 심정을 어느 정도는 헤아린다.

모든 일이 다 그렇겠지만 자신이 직접 당해봐야 상대방의 마음을 알 수 있듯이 의사와 환자 사이도 마찬가지라고 생각한다.

내 자식이 어디에 부딪혀 찢어지는 경우를 당해보니까 피를 흘리며 병원에 오는 아픈 아이들의 마음과 그 부모님들의 마음을 조금은 헤아릴 수 있었다.

그래서 필자는 무엇보다도 환자와 그 부모의 마음을 안정시키려고 애쓰는 편이다. "조금도 걱정하지 마. 하나도 아프지 않고 흉터도 안 생기게 해줄게. 옳지, 조금만 더 참아."하면서 말이다.

또 아이들에겐 특수 실이 들어 있는 반창고와 히스토 아크릴레이트라는 특수 피부접착제를 사용하는데, 실밥을 뺄 때 아이에게 고통을 주지 않고 실밥 자국도 전혀 남지 않아서 아주 좋다.

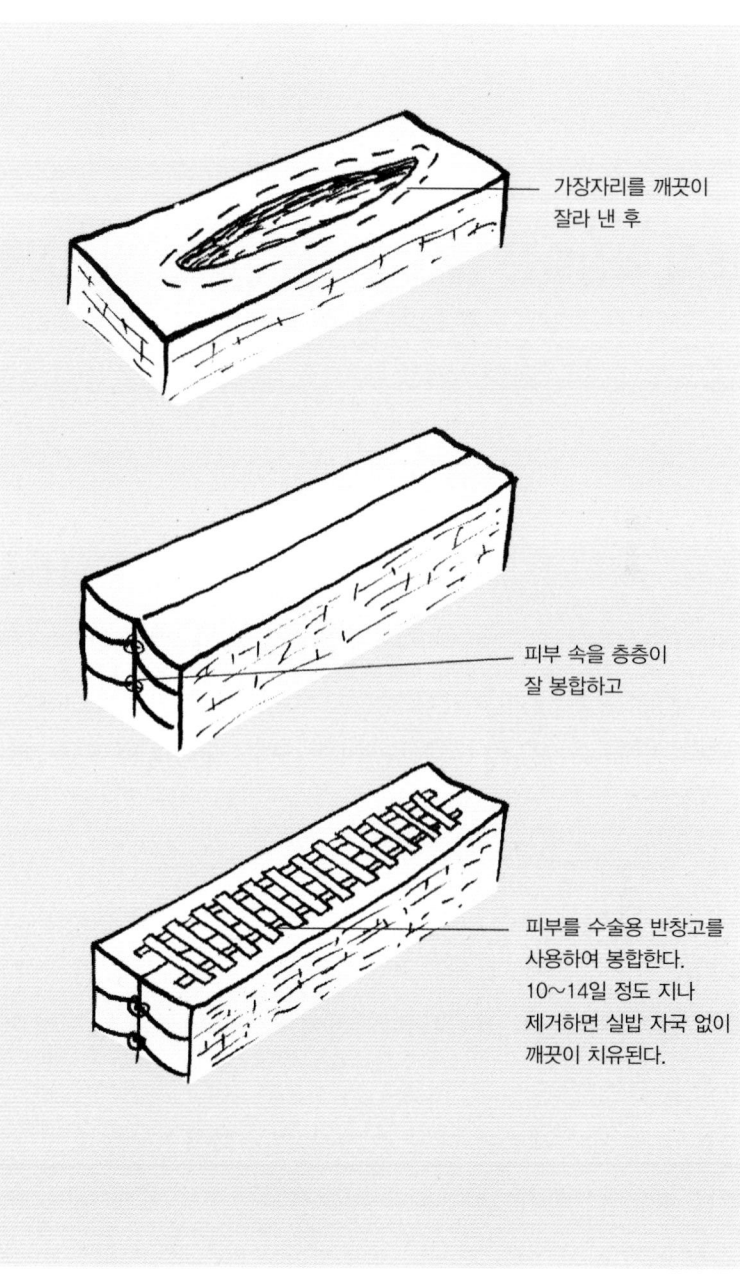

조직 확장술은 넓은 흉터를 없애는데 효과적
조직확장 클리닉

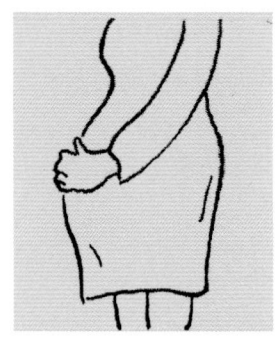

- 임신을 하면 배가 불러오듯, 우리 피부는 만성적인 힘을 계속해서 가하면 피부가 늘어나는 특성이 있다.
- 이 원리를 이용한 것이 조직확장술이다.

흉터가 너무 클 때 그 흉터 바로 옆의 건강한 피부를 충분히 늘려서 넓게 자리잡은 흉터를 한꺼번에 다 없앨 수 있는 성형수술법은 없을까?

바로 이 문제에 해답을 던져 준 것이 조직 확장술이다.

흉터 바로 옆의 건강한 조직 밑에 실리콘으로 만든 조직 확장기(물을 넣을 수 있는 풍선의 일종이라고 생각하면 된다)를 넣고

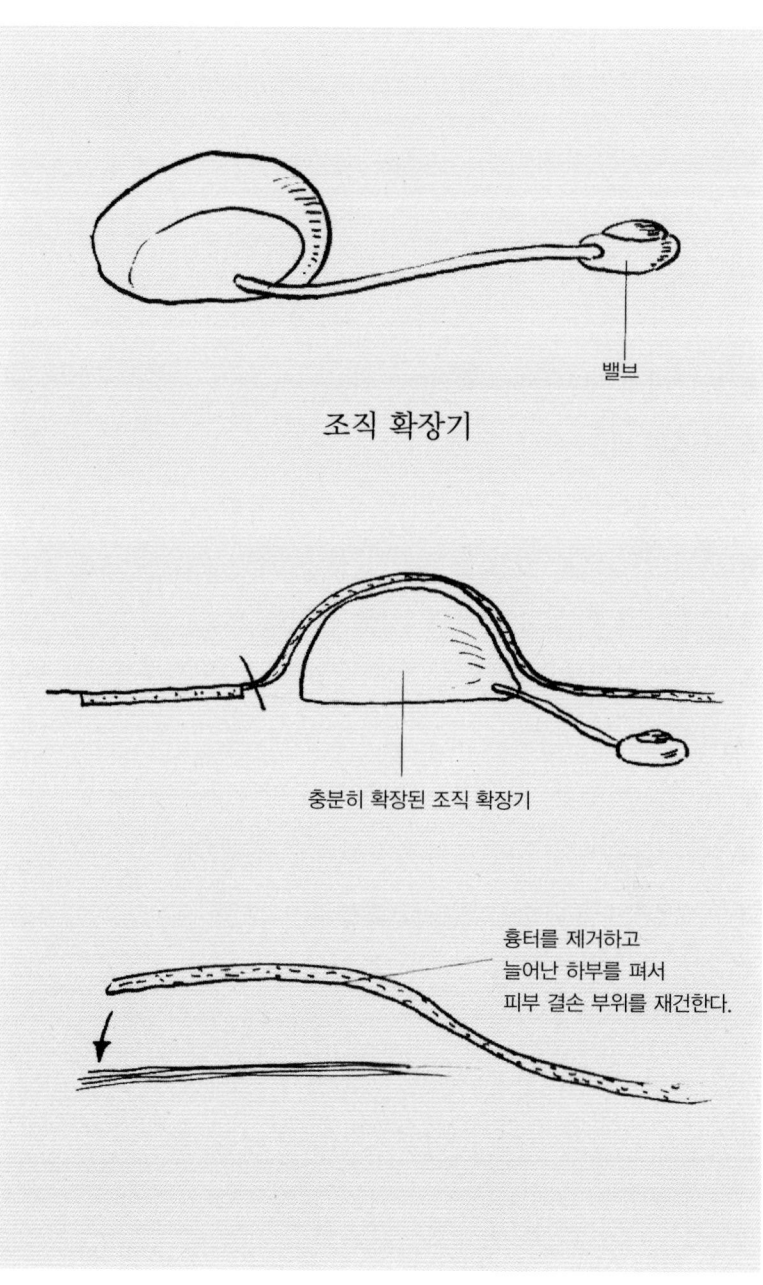

원하는 만큼 조직 확장기를 부풀리면 조직 확장기를 덮고 있는 피부도 같이 늘어난다. 이 늘어난 피부를 이용하는 것이 조직 확장술의 원리이다.

조직 확장기를 사용하여 효과를 볼 수 있는 경우는

- 팔다리의 넓은 화상 흉터
- 안면의 넓은 흉터
- 두피 결손으로 머리카락이 나지 않는 흉터
- 대머리나 피부 이식 후 보기 흉한 부분이 넓을 때
- 교통사고 후 실밥 자국이 크게 나 있을 때
- 유방암 수술로 유방을 완전히 제거한 후 새로운 유방을 만들고자 할 때
- 태어날 때부터 귀가 없는 경우 귀를 만들고자 할 때
- 이마가 좁아서 이마의 피부를 늘리고자 할 때
- 이마가 너무 넓어서 이마를 좁히고자 할 때
- 신경이나 혈관을 확장시킬 때

수술 방법은 조직 확장기를 넣는 수술과, 그것을 빼면서 흉터를 제거하는 수술로 크게 2단계로 나누어볼 수 있다.
가능하면 국소 마취를 한 상태에서 조직 확장기를 넣는 수술을 한다. 이때 내시경을 사용하면 조직 확장기가 들어갈 공간을 확

인 할 수 있으므로 아주 정확하게 수술할 수 있다.

상처가 다 낫고 일주일에 한 번 정도 조직 확장액을 밸브를 통해 주입한다. 확장액을 주입한 당일 저녁에는 조금 아프지만 하룻밤만 지나면 별로 아프지 않다.

이렇게 1~3개월 정도 주기적으로 확장액을 주입하면 피부가 많이 늘어나는데, 충분히 늘어났다고 생각되면 조직 확장기를 빼내는 수술을 한다.

이때 넓은 흉터를 완전히 제거하고 늘어난 피부를 이용하여 그 부분을 재건해 준다. 조직 확장시 사용으로 봉합 표시가 많이 나는 경우가 있는데, 6개월 후 흉터 성형술을 해주면 좋다.

레이저 치료는 만병통치의 요술봉이 아니다
레이저 클리닉

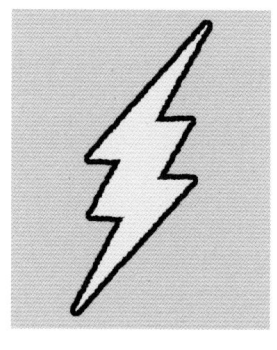

- 레이저 치료는 마법이 될 수 없으며, 만병을 고쳐주는 요술봉도 아니다.
- 아프지 않다는 것은 거짓말이며, 한 번만에 치료되는 경우는 아주 드물다.

레이저LASER라는 말은 Light Amplification by Stimulated Emission of Radiation의 첫자를 따서 표기한 것이다.

이 레이저는 어떤 매질을 유도 방출시켜 증폭된 빛을 말하는데, 매질에 따라 혹은 적응 병변에 따라 그 종류가 다르다.

매질에 따라 CO_2 레이저, 루비 레이저, 엔-디 야그 레이저, 알렉산드라이트 레이저 등으로 부르는데, 그 종류마다 특성이 아주 다르다.

또한 적응 병변에 따라서도 크게 구분해서 색소성 레이저(기미·주근깨 등 얕은 부위의 멜라닌 색소에 의한 병변에 효과적), 혈관성 레이저, 문신 레이저 (컬러 문신·눈썹 문신·오타시 모반 등에 효과적) 등이 있다.

레이저 치료는 그 효과가 아주 탁월하다. 그런데 문제는 레이저라는 말만 들어가면 모든 피부 병변에 환상적으로 효과가 있다고 생각하는 사람들이 많다는 사실이다.

그 때문에 병원마다 구색을 갖추려는 생각에서, 효과는 거의 없고 오히려 합병증만 많이 일으키는 값싼 레이저라도 구비하여 레이저 치료를 상담하러오는 환자들에게 마구잡이 식으로 치료를 해주던 시절이 있었다.

레이저 치료는 환자의 병변에 따라 알맞은 기종을 선택하여 적절하게 치료해 주면 거의 100% 완치 효과를 얻을 수 있다.

그러나 그렇지 않을 경우엔 거의 효과가 없다는 점을 반드시 명심해야 한다. 왜냐하면 이런 탁월한 효능을 갖고 있는 레이저라 하더라도 병변에 적합한 레이저의 선택, 경험 있는 노하우가 있는 시술자의 선택, 그리고 환자의 끈기 등이 하나로 잘 어우러져야 마법의 빛에 버금갈 정도의 효과를 볼 수 있기 때문이다.

그리고 단 한번의 시술로 병이 완치될 수 있다는 성급한 마음을 가져서는 안되다는 것을 레이저 치료를 원하는 모든 환자들에게 말해주고 싶다.

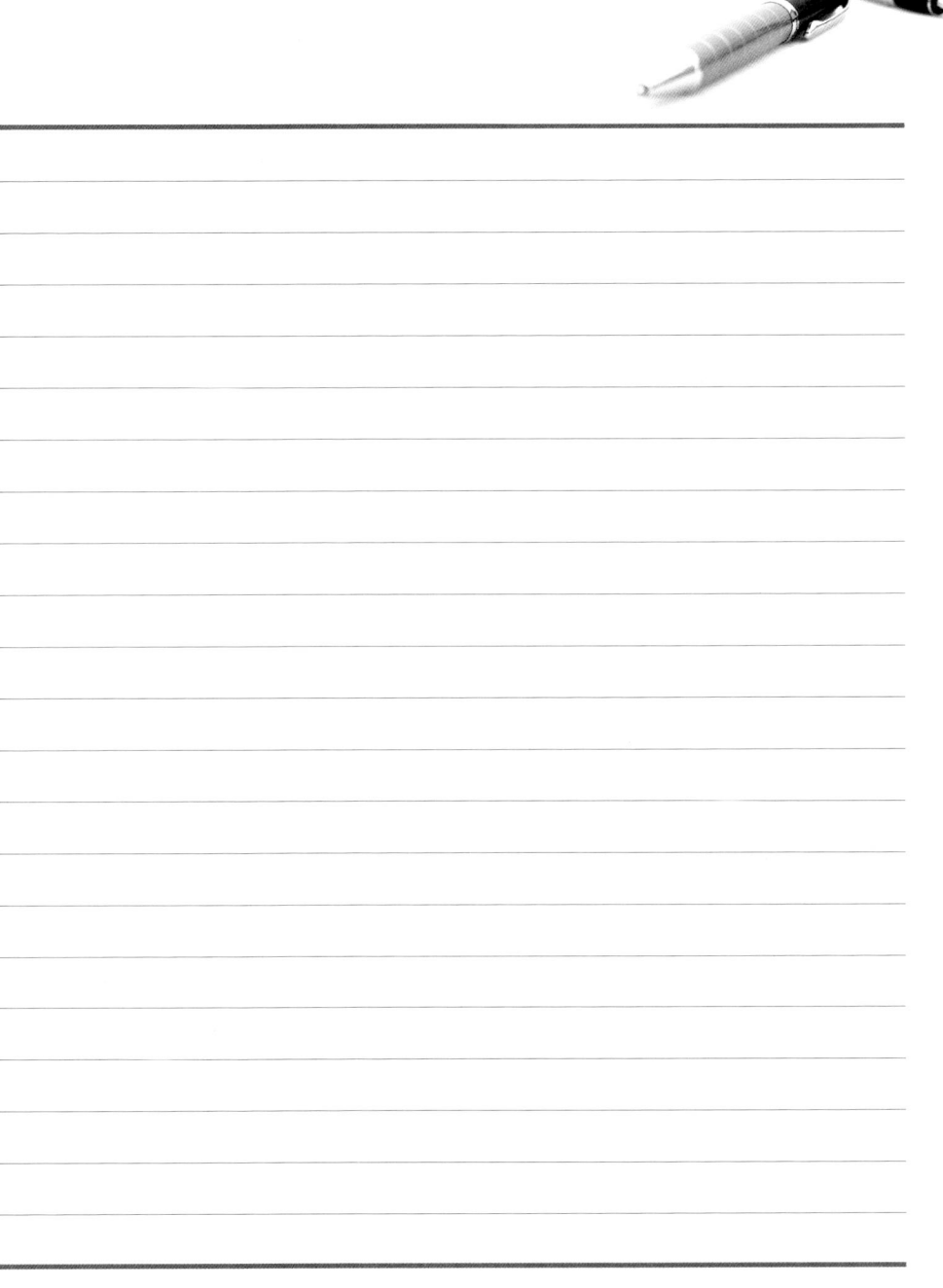

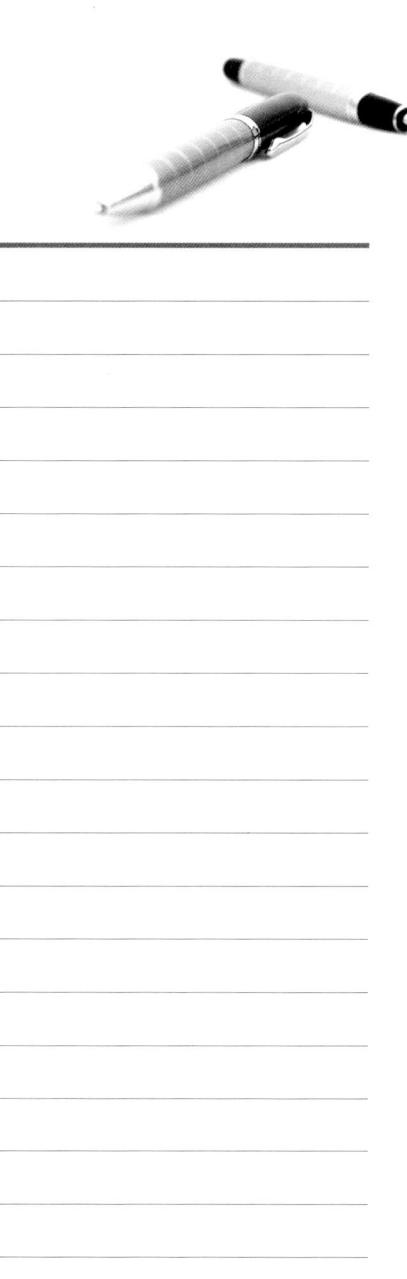

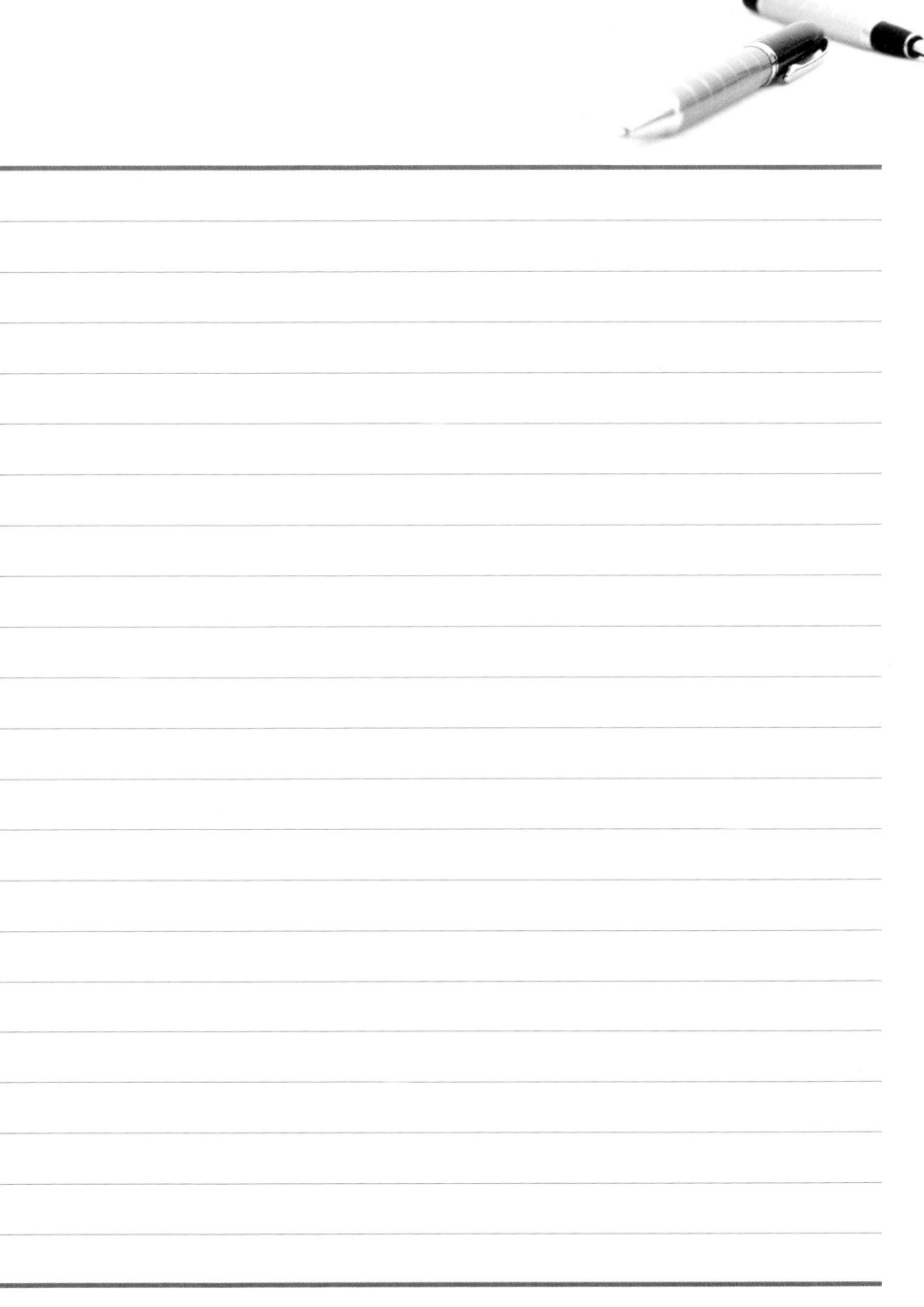

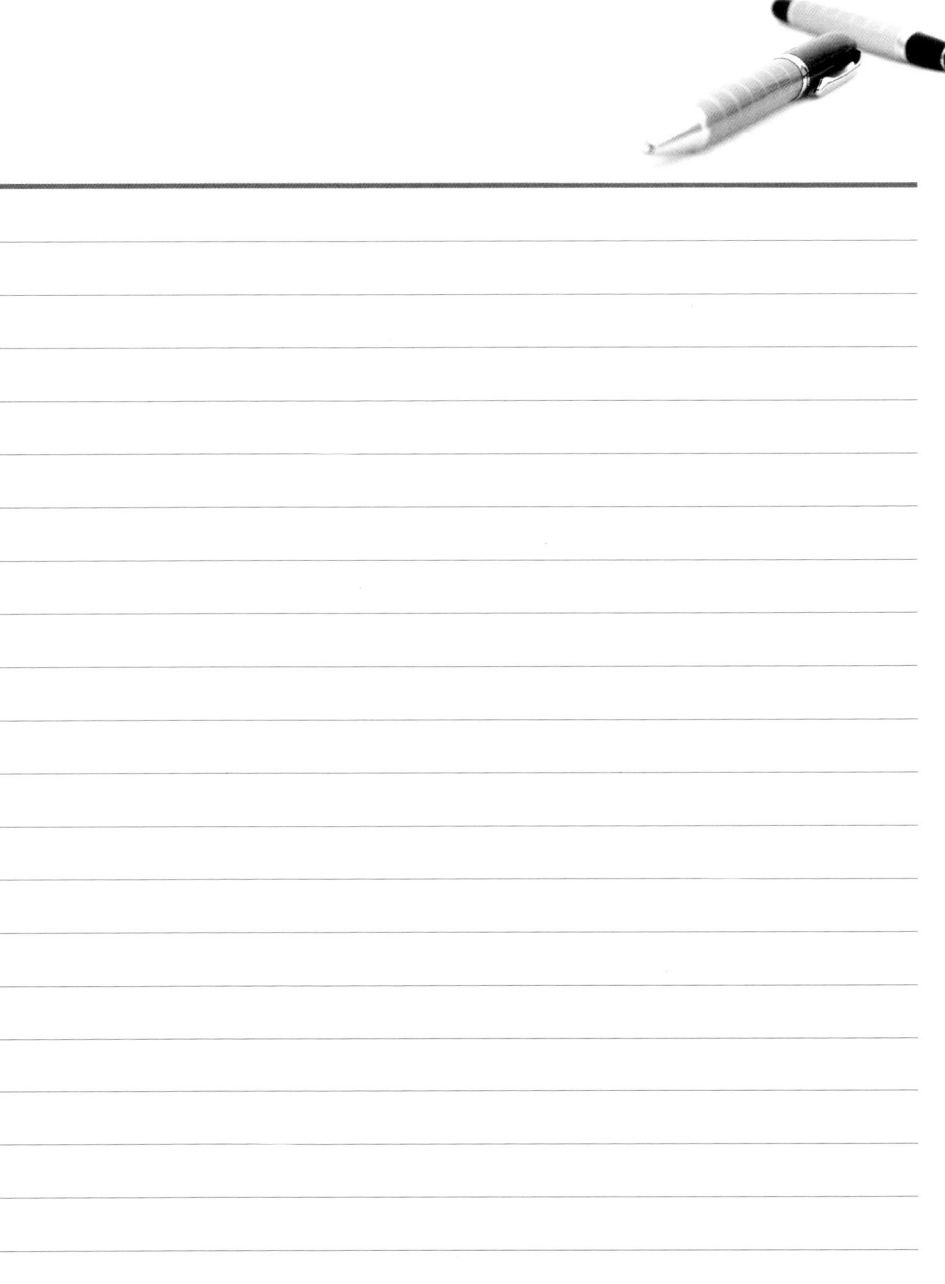

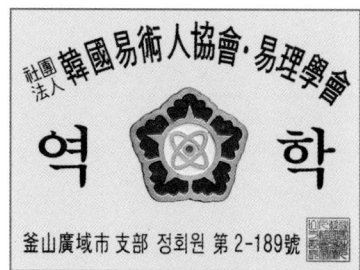

사단법인 한국역술인협회·역리학회 부산광역시지부 정회원(제2-189호)

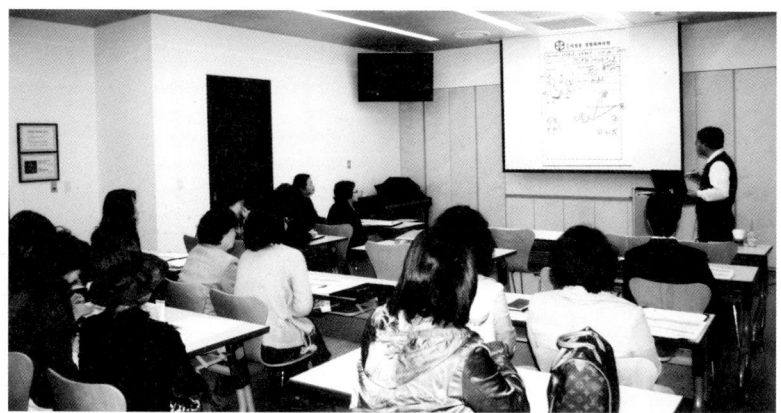

이정윤 박사의 해운대 신세계백화점 문화홀에서 진행된 관상성형 관련 강의(2009.02)

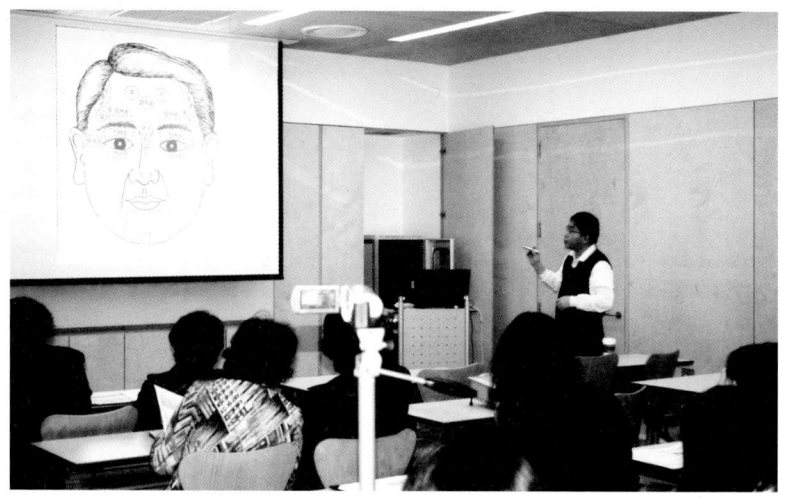

이정윤 박사의 해운대 신세계백화점 문화홀에서 진행된 관상성형 관련 강의(2009.02)